第25回
臨床工学技士
国家試験問題解説集

編集／一般社団法人 日本臨床工学技士教育施設協議会

へるす出版

刊行にあたって

　平成 23 年度より日本臨床工学技士教育施設協議会は、一般社団法人日本臨床工学技士教育施設協議会として歩みはじめました。法人化にともない、各委員会の再編成や再構築が検討、実施され、教材検討委員会により行ってきた臨床工学技士国家試験問題解説集の作成ならびに印刷頒布は委員会再編成によりその役割を終えました。

　一方、全国の臨床工学技士養成施設で統一して使用できる教科書づくりを目的として立ち上がった教科書委員会は、2008 年に『臨床工学講座』を刊行するに至り、現存まで 13 冊が刊行・シリーズ化されました。また同様に、臨床工学教育向上に寄与する出版物という観点より、臨床工学技士国家試験問題解説集の印刷頒布を平成 22 年度より教科書委員会が引き継いで行ってきました。

　当初は、本協議会会員校のご協力のもと、本協議会教科書委員会内にて印刷頒布してきました。しかしながら、医師や看護師をはじめ、他医療職種の国家試験問題解説集が出版社より刊行されている状況であり、それと比べ臨床工学技士の場合、その認知度の低さとの関連性が否定できない状況であるといえます。また、臨床工学技士の医療現場における期待感や要求事項の高さは、臨床工学技士業務指針 2010 が策定された事実からも明らかであり、一般社団法人日本臨床工学技士教育施設協議会としての役割である臨床工学教育の向上、および出版刊行物による臨床工学技士認知度の向上に応える責務を痛感するところであります。このような状況に鑑みその必要性を認識し、平成 23 年度よりへるす出版から刊行の運びとなりました。

　本臨床工学技士国家試験問題解説集は、全国の臨床工学技士養成校で実際に学生に授業を担当されている先生方に、専門分野の解説を分担していただき、国家試験問題を 1 問ずつ授業で学生に解説することを念頭とした表現で記載されています。その特徴を以下にいくつかあげます。

① 問題 1 問につき 1 ページの解説を基本とすることにより、コンパクトにまとめられた解説を集中して学習可能である。
② 問題内容の概説と、各々の選択肢記述内容について解説がまとめられているため、レベルに併せた学習が可能である。
③ 各問題のキーワードを提示することにより、問題の重要事項を把握し、出題意図などのポイント理解につながる。
④ 既出問題番号を明記することにより、類似問題の演習が可能となり理解力向上につながる。
⑤ 国家試験出題基準に基づいた問題分類表の提示により、指導者側も問題出題傾向を理解した指導につながる。

臨床工学技士がコメディカルの一職種として他の医療職種と肩を並べ、世間的な認知のもと、大いなる活躍を目指す上においては、臨床工学技士国家試験問題解説集の出版社による刊行はその基盤のひとつとなるものと確信いたします。

　本臨床工学技士国家試験問題解説集のさらなる充実のために、多くの方々からのご意見、ご叱正を賜れば幸甚に存じます。

2012年12月

　　　　　　　　　　　　　　　　　　一般社団法人　日本臨床工学技士教育施設協議会
　　　　　　　　　　　　　　　　　　　　　　　　代表理事　嶋津　秀昭
　　　　　　　　　　　　　　　　　　　　　教科書委員会 委員長　佐藤　秀幸

目　次

第 25 回臨床工学技士国家試験　国家試験出題基準による分類

第 25 回臨床工学技士国家試験　午前問題解説　　　　　　　　　　　　1

第 25 回臨床工学技士国家試験　午後問題解説　　　　　　　　　　　　93

第 25 回臨床工学技士国家試験　問題　　　　　　　　　　　　　　　　185

第 25 回臨床工学技士国家試験　解答　　　　　　　　　　　　　　　　225

(平成19年度版)国家試験出題基準による分類【午前】

問題番号	試験科目		大項目	中項目
午前01	専門基礎科目Ⅰ．医学概論	(1)臨床工学に必要な医学的基礎	1．医学概論	(1)医療事故の防止
午前02	専門基礎科目Ⅰ．医学概論	(1)臨床工学に必要な医学的基礎	2．公衆衛生	(2)疫学と衛生統計
午前03	専門基礎科目Ⅰ．医学概論	(1)臨床工学に必要な医学的基礎	3．関係法規	(3)薬事・保健
午前04	専門基礎科目Ⅰ．医学概論	(1)臨床工学に必要な医学的基礎	4．生化学の基礎	(1)生体物質
午前05	専門基礎科目Ⅰ．医学概論	(1)臨床工学に必要な医学的基礎	6．病理学概論	(1)病気の種類
午前06	専門基礎科目Ⅰ．医学概論	(2)人の構造及び機能	3．呼吸	(2)呼吸機能
午前07	専門基礎科目Ⅰ．医学概論	(2)人の構造及び機能	6．腎・泌尿器	(1)泌尿器の構造
午前08	専門基礎科目Ⅰ．医学概論	(2)人の構造及び機能	7．消化と吸収	(1)消化器の構造
午前09	専門基礎科目Ⅰ．医学概論	(2)人の構造及び機能	9．情報の受容と処理	(1)神経系の構造と機能
午前10	専門科目Ⅴ．臨床医学総論	(2)外科学概論	3．消毒・滅菌	(1)手術に関する消毒・滅菌
午前11	専門科目Ⅴ．臨床医学総論	(3)呼吸器系	1．呼吸器系	(1)感染症
午前12	専門科目Ⅴ．臨床医学総論	(3)呼吸器系	1．呼吸器系	(3)閉塞性肺疾患(4)拘束性肺疾患
午前13	専門科目Ⅴ．臨床医学総論	(4)循環器系	2．心臓病学	(4)不整脈
午前14	専門科目Ⅴ．臨床医学総論	(4)循環器系	2．心臓病学	(4)不整脈
午前15	専門科目Ⅴ．臨床医学総論	(5)内分泌系	1．内分泌疾患	(1)下垂体疾患
午前16	専門科目Ⅴ．臨床医学総論	(7)感染症	2．感染症	(2)グラム陽性球菌感染症
午前17	専門科目Ⅴ．臨床医学総論	(8)腎・泌尿器系	2．治療	(2)慢性腎不全の治療
午前18	専門科目Ⅴ．臨床医学総論	(8)腎・泌尿器系	1．腎臓の疾患	(2)腎不全
午前19	専門科目Ⅴ．臨床医学総論	(9)消化器系	1．消化器系疾患と治療	(2)小腸・大腸疾患
午前20	専門科目Ⅴ．臨床医学総論	(10)血液系	2〜4．赤血球系・白血球系・出血性素因	(中項目多岐にわたる)
午前21	専門科目Ⅴ．臨床医学総論	(14)臨床生理学	1．検査項目	(1)呼吸機能検査
午前22	専門科目Ⅴ．臨床医学総論	(12)集中治療医学	1．集中治療	(2)患者管理
午前23	専門科目Ⅴ．臨床医学総論	(13)手術医学	1．感染防止	(1)院内感染，(2)院内感染関連微生物
午前24	専門科目Ⅴ．臨床医学総論	(14)臨床生理学	1．検査項目	(3)循環機能検査
午前25	専門科目Ⅴ．臨床医学総論	(16)臨床免疫学	4．輸血	
午前26	専門科目Ⅲ．生体計測装置学	(1)生体計測の基礎	1．計測論	(4)計測誤差
午前27	専門科目Ⅲ．生体計測装置学	(1)生体計測の基礎	2．生体情報の計測	(4)雑音対策と信号処理
午前28	専門科目Ⅲ．生体計測装置学	(2)生体電気・磁気計測	1．心臓循環器計測	(1)心電計の特性
午前29	専門科目Ⅲ．生体計測装置学	(3)生体の物理・化学現象の計測	1．血圧・血流の測定	(3)血圧計
午前30	専門科目Ⅲ．生体計測装置学	(3)生体の物理・化学現象の計測	2．呼吸の計測	(3)呼吸モニタ
午前31	専門科目Ⅲ．生体計測装置学	(3)生体の物理・化学現象の計測	4．体温計測	(1)電子体温計，(2)深部体温計，(3)サーモグラフ
午前32	専門科目Ⅲ．生体計測装置学	(4)画像診断法	2．エックス線による画像計測	(1)透過像計測，(2)エックス線CT
午前33	専門科目Ⅱ．医用治療機器学	(1)治療の基礎	1．治療の基礎	(2)治療に用いる物理エネルギーの種類と特性
午前34	専門科目Ⅱ．医用治療機器学	(2)各種治療機器	1．電磁気治療機器	(1)電気メス
午前35	専門科目Ⅱ．医用治療機器学	(2)各種治療機器	2．機械的治療機器	(2)結石破砕装置
午前36	専門科目Ⅱ．医用治療機器学	(2)各種治療機器	3．光治療機器	(1)レーザ手術装置
午前37	専門科目Ⅱ．医用治療機器学	(2)各種治療機器	4．超音波治療機器	(1)超音波吸引手術器
午前38	専門科目Ⅳ．医用機器安全管理学	(1)医用機器の安全管理	9．関係法規	(1)臨床工学技士法
午前39	専門科目Ⅳ．医用機器安全管理学	(1)医用機器の安全管理	3．安全基準	(2)医用電気機器の安全基準(JIST0601-1)
午前40	専門科目Ⅳ．医用機器安全管理学	(1)医用機器の安全管理	3．安全基準	(4)病院電気設備の安全基準(JIST1022)
午前41	専門科目Ⅳ．医用機器安全管理学	(1)医用機器の安全管理	9．関係法規	(2)医療法(3)薬事法
午前42	専門科目Ⅳ．医用機器安全管理学	(1)医用機器の安全管理	6．医療ガス	(3)高圧ガス保安法
午前43	専門科目Ⅳ．医用機器安全管理学	(1)医用機器の安全管理	7．システム安全	(3)信頼度
午前44	専門科目Ⅳ．医用機器安全管理学	(1)医用機器の安全管理	5．安全管理技術	(2)保守点検管理業務
午前45	専門基礎科目Ⅱ．医用電気電子工学	(1)電気工学	1．電磁気学	(1)電界
午前46	専門基礎科目Ⅱ．医用電気電子工学	(1)電気工学	1．電磁気学	(1)電界
午前47	専門基礎科目Ⅱ．医用電気電子工学	(1)電気工学	2．電気回路	(1)受動回路素子
午前48	専門基礎科目Ⅱ．医用電気電子工学	(1)電気工学	2．電気回路	(2)直流回路
午前49	専門基礎科目Ⅱ．医用電気電子工学	(1)電気工学	2．電気回路	(1)受動回路素子
午前50	専門基礎科目Ⅱ．医用電気電子工学	(2)電子工学	1．電子回路	(1)電子回路素子
午前51	専門基礎科目Ⅱ．医用電気電子工学	(2)電子工学	1．電子回路	(1)電子回路素子
午前52	専門基礎科目Ⅱ．医用電気電子工学	(2)電子工学	1．電子回路	(2)電子回路要素
午前53	専門基礎科目Ⅱ．医用電気電子工学	(2)電子工学	1．電子回路	(3)アナログ回路
午前54	専門基礎科目Ⅱ．医用電気電子工学	(2)電子工学	1．電子回路	(3)アナログ回路
午前55	専門基礎科目Ⅱ．医用電気電子工学	(2)電子工学	2．通信工学	(2)通信方式

午前56	専門基礎科目Ⅱ. 医用電気電子工学	(3)情報処理工学	1. 電子計算機(コンピュータ)	(1)ハードウェア
午前57	専門基礎科目Ⅱ. 医用電気電子工学	(3)情報処理工学	1. 電子計算機(コンピュータ)	(2)ソフトウェア
午前58	専門基礎科目Ⅱ. 医用電気電子工学	(3)情報処理工学	2. 情報処理	(1)情報表現と論理演算
午前59	専門基礎科目Ⅱ. 医用電気電子工学	(3)情報処理工学	2. 情報処理	(1)情報表現と論理演算
午前60	専門基礎科目Ⅱ. 医用電気電子工学	(3)情報処理工学	2. 情報処理	(1)情報表現と論理演算
午前61	専門基礎科目Ⅱ. 医用電気電子工学	(3)情報処理工学	2. 情報処理	(1)信号処理
午前62	専門基礎科目Ⅱ. 医用電気電子工学	(4)システム工学	1. システムと制御	(2)システムの特性
午前63	専門科目Ⅰ. 生体機能代行装置学	(1)呼吸療法装置	1. 原理と構造	(1)酸素療法装置
午前64	専門科目Ⅰ. 生体機能代行装置学	(1)呼吸療法装置	3. 安全管理	(1)安全対策
午前65	専門科目Ⅰ. 生体機能代行装置学	(1)呼吸療法装置	2. 呼吸療法技術	(1)自発呼吸と人工呼吸
午前66	専門科目Ⅰ. 生体機能代行装置学	(1)呼吸療法装置	3. 安全管理	(1)安全対策
午前67	専門科目Ⅰ. 生体機能代行装置学	(1)呼吸療法装置	1. 原理と構造	(4)高気圧治療装置
午前68	専門科目Ⅰ. 生体機能代行装置学	(2)体外循環装置	1. 体外循環装置と回路構成	(2)人工肺
午前69	専門科目Ⅰ. 生体機能代行装置学	(2)体外循環装置	2. 血液物性と流体	(1)体外循環と血液
午前70	専門科目Ⅰ. 生体機能代行装置学	(2)体外循環装置	1. 体外循環装置と回路構成	(3)人工心肺回路
午前71	専門科目Ⅰ. 生体機能代行装置学	(2)体外循環装置	3. 体外循環技術	(3)モニタリング
午前72	専門科目Ⅰ. 生体機能代行装置学	(2)体外循環装置	3. 体外循環技術	(4)心筋保護
午前73	専門科目Ⅰ. 生体機能代行装置学	(2)体外循環装置	5. 事故事例と安全	(2)体外循環の合併症
午前74	専門科目Ⅰ. 生体機能代行装置学	(3)血液浄化療法装置	1. 原理と構造	(2)原理
午前75	専門科目Ⅰ. 生体機能代行装置学	(3)血液浄化療法装置	1. 原理と構造	(3)血液浄化器
午前76	専門科目Ⅰ. 生体機能代行装置学	(3)血液浄化療法装置	1. 原理と構造	(3)血液浄化器
午前77	専門科目Ⅰ. 生体機能代行装置学	(3)血液浄化療法装置	2. 血液浄化の実際	(3)抗凝固薬
午前78	専門科目Ⅰ. 生体機能代行装置学	(3)血液浄化療法装置	2. 血液浄化の実際	(4)ブラッドアクセス
午前79	専門科目Ⅰ. 生体機能代行装置学	(3)血液浄化療法装置	3. 安全管理	(1)水質管理
午前80	専門基礎科目Ⅲ. 医用機械工学	(1)医用機械工学	1. 力学の基礎	(2)力と運動
午前81	専門基礎科目Ⅲ. 医用機械工学	(1)医用機械工学	2. 材料力学	(1)機械的特性
午前82	専門基礎科目Ⅲ. 医用機械工学	(1)医用機械工学	3. 流体力学	(2)粘性流体
午前83	専門基礎科目Ⅲ. 医用機械工学	(1)医用機械工学	5. 音波・超音波	(1)音波の特性
午前84	専門基礎科目Ⅲ. 医用機械工学	(1)医用機械工学	6. 熱と気体	(1)気体の性質
午前85	専門基礎科目Ⅳ. 生体物性材料工学	(1)生体物性	1. 生体の電気的特性	(1)興奮現象
午前86	専門基礎科目Ⅳ. 生体物性材料工学	(1)生体物性	2. 生体の機械的特性	(2)静特性
午前87	専門基礎科目Ⅳ. 生体物性材料工学	(1)生体物性	4. 生体と放射線	(1)電磁放射線
午前88	専門基礎科目Ⅳ. 生体物性材料工学	(1)生体物性	6. 生体の光特性	(1)波長(2)反射(3)吸収
午前89	専門基礎科目Ⅳ. 生体物性材料工学	(2)医用材料	4. 医療材料の種類	(2)有機材料
午前90	専門基礎科目Ⅳ. 生体物性材料工学	(2)医用材料	3. 相互作用	(6)異物反応

(平成19年度版)国家試験出題基準による分類【午後】

午後01	専門基礎科目Ⅰ. 医学概論	(1)臨床工学に必要な医学的基礎	2. 公衆衛生	(6)生活環境
午後02	専門基礎科目Ⅰ. 医学概論	(1)臨床工学に必要な医学的基礎	2. 公衆衛生	(3)保健活動
午後03	専門基礎科目Ⅰ. 医学概論	(1)臨床工学に必要な医学的基礎	3. 関係法規	(1)医事
午後04	専門基礎科目Ⅰ. 医学概論	(1)臨床工学に必要な医学的基礎	4. 生化学の基礎	(2)生体内の物質代謝
午後05	専門基礎科目Ⅰ. 医学概論	(1)臨床工学に必要な医学的基礎	5. 薬理学の基礎	(2)薬物の効果
午後06	専門基礎科目Ⅰ. 医学概論	(2)人の構造及び機能	1. 生物学的基礎	(1)細胞の構造,(2)細胞の機能
午後07	専門基礎科目Ⅰ. 医学概論	(2)人の構造及び機能	5. 血液	(1)血液の組成と機能
午後08	専門基礎科目Ⅰ. 医学概論	(2)人の構造及び機能	8. 内臓機能の調節	(1)自律神経の種類と機能
午後09	専門基礎科目Ⅰ. 医学概論	(2)人の構造及び機能	11. 生殖・発生・老化	(1)生殖器の構造と機能
午後10	専門科目Ⅴ. 臨床医学総論	(2)内科学概論	1. 内科学概論	(2)症候と病態生理
午後11	専門科目Ⅴ. 臨床医学総論	(3)呼吸器系	1. 呼吸器系	(5)呼吸不全
午後12	専門科目Ⅴ. 臨床医学総論	(4)循環器系	2. 心臓病学	(1)先天性心疾患
午後13	専門科目Ⅴ. 臨床医学総論	(4)循環器系	2. 心臓病学	(3)虚血性心疾患
午後14	専門科目Ⅴ. 臨床医学総論	(5)内分泌系	1. 内分泌疾患	(3)副甲状腺疾患
午後15	専門科目Ⅴ. 臨床医学総論	(6)神経系	1. 神経系	(1)神経疾患
午後16	専門科目Ⅴ. 臨床医学総論	(7)感染症	2. 感染症	(中項目多岐にわたる)
午後17	専門科目Ⅴ. 臨床医学総論	(8)腎・泌尿器系	6. 尿路の疾患	(1)尿路結石
午後18	専門科目Ⅴ. 臨床医学総論	(9)消化器系	1. 消化器系疾患と治療	(4)肝疾患
午後19	専門科目Ⅴ. 臨床医学総論	(10)血液系	1. 造血器の構造と機能	(1)血球の産生・崩壊とその調節
午後20	専門科目Ⅴ. 臨床医学総論	(11)麻酔科学	1. 麻酔	(1)全身麻酔
午後21	専門科目Ⅴ. 臨床医学総論	(14)臨床生理学	1. 検査項目	(2)体液量等測定
午後22	専門科目Ⅴ. 臨床医学総論	(13)手術医学	1. 院内感染	(1)感染防止
午後23	専門科目Ⅴ. 臨床医学総論	(13)手術医学	2. 消毒、滅菌	(2)消毒法
午後24	専門科目Ⅴ. 臨床医学総論	(15)臨床生化学	1. 体物質の代謝と代謝異常	(6)その他の代謝異常
午後25	専門科目Ⅲ. 生体計測装置学	(1)生体計測の基礎	1. 計測論	(2)単位と標準
午後26	専門科目Ⅲ. 生体計測装置学	(1)生体計測の基礎	2. 生体情報の計測	(1)計測器の特性
午後27	専門科目Ⅲ. 生体計測装置学	(1)生体計測の基礎	2. 生体情報の計測	(4)雑音対策と信号処理
午後28	専門科目Ⅲ. 生体計測装置学	(3)生体の物理・化学現象の計測	1. 血圧・血流の計測	(1)観血式血圧計
午後29	専門科目Ⅲ. 生体計測装置学	(3)生体の物理・化学現象の計測	3. ガス分析計測	(1)血液ガスの計測
午後30	専門科目Ⅲ. 生体計測装置学	(4)画像診断法	1. 超音波画像計測	(2)超音波診断装置
午後31	専門科目Ⅲ. 生体計測装置学	(4)画像診断法	3. ラジオアイソトープによる画像計測	(1)陽電子断層法(PET)
午後32	専門科目Ⅲ. 生体計測装置学	(5)検体検査	1. 検体計測	(2)血液検査装置
午後33	専門科目Ⅱ. 医用治療機器学	(2)各種治療機器	1. 電磁気治療機器	(3)除細動器
午後34	専門科目Ⅱ. 医用治療機器学	(2)各種治療機器	1. 電磁気治療機器	(4)心臓ペースメーカ
午後35	専門科目Ⅱ. 医用治療機器学	(2)各種治療機器	2. 機械的治療機器	(4)輸液ポンプ
午後36	専門科目Ⅱ. 医用治療機器学	(2)各種治療機器	3. 光治療機器	(2)光凝固装置
午後37	専門科目Ⅱ. 医用治療機器学	(2)各種治療機器	4. 超音波治療機器	(2)超音波切開凝固装置
午後38	専門科目Ⅱ. 医用治療機器学	(2)各種治療機器	6. 熱治療機器	(2)ハイパーサーミア(癌温熱療法)装置
午後39	専門科目Ⅳ. 医用機器安全管理学	(1)医用機器の安全管理	2. 各種エネルギーの人体への危険性	(1)人体の電撃反応
午後40	専門科目Ⅳ. 医用機器安全管理学	(1)医用機器の安全管理	3. 安全基準	(2)医用電気機器の安全基準(JIST0601-1)
午後41	専門科目Ⅳ. 医用機器安全管理学	(1)医用機器の安全管理	4. 電気的安全性の測定	(2)漏れ電流と患者測定電流
午後42	専門科目Ⅳ. 医用機器安全管理学	(1)医用機器の安全管理	5. 安全管理技術	(2)保守点検管理業務
午後43	専門科目Ⅳ. 医用機器安全管理学	(1)医用機器の安全管理	6. 医療ガス	(3)高圧ガス保安法
午後44	専門科目Ⅳ. 医用機器安全管理学	(1)医用機器の安全管理	6. 医療ガス	(4)医療ガス配管設備(JIST7101)
午後45	専門科目Ⅳ. 医用機器安全管理学	(1)医用機器の安全管理	7. システム安全	(2)システムの分析手法
午後46	専門科目Ⅳ. 医用機器安全管理学	(1)医用機器の安全管理	9. 関係法規	(3)薬事法
午後47	専門基礎科目Ⅱ. 医用電気電子工学	(1)電気工学	1. 電磁気学	(2)電圧・電流
午後48	専門基礎科目Ⅱ. 医用電気電子工学	(1)電気工学	1. 電磁気学	(4)電磁波
午後49	専門基礎科目Ⅱ. 医用電気電子工学	(1)電気工学	2. 電気回路	(4)交流回路
午後50	専門基礎科目Ⅱ. 医用電気電子工学	(1)電気工学	2. 電気回路	(3)過渡現象,(4)交流回路
午後51	専門基礎科目Ⅱ. 医用電気電子工学	(1)電気工学	2. 電気回路	(4)交流回路
午後52	専門基礎科目Ⅱ. 医用電気電子工学	(1)電気工学	3. 電力装置	(1)変換器
午後53	専門基礎科目Ⅱ. 医用電気電子工学	(2)電子工学	1. 電子回路	(1)電子回路素子
午後54	専門基礎科目Ⅱ. 医用電気電子工学	(2)電子工学	1. 電子回路	(3)アナログ回路
午後55	専門基礎科目Ⅱ. 医用電気電子工学	(2)電子工学	1. 電子回路	(3)アナログ回路

午後56	専門基礎科目Ⅱ. 医用電気電子工学	(2)電子工学	1.電子回路	(3)アナログ回路
午後57	専門基礎科目Ⅱ. 医用電気電子工学	(2)電子工学	1.通信工学	(2)通信方式
午後58	専門基礎科目Ⅱ. 医用電気電子工学	(3)情報処理工学	1.電子計算機(コンピュータ)	(3)ネットワーク
午後59	専門基礎科目Ⅱ. 医用電気電子工学	(3)情報処理工学	2.情報処理	(1)情報表現と論理演算
午後60	専門基礎科目Ⅱ. 医用電気電子工学	(3)情報処理工学	2.情報処理	(2)信号処理
午後61	専門基礎科目Ⅱ. 医用電気電子工学	(3)情報処理工学	2.情報処理	(2)信号処理
午後62	専門基礎科目Ⅱ. 医用電気電子工学	(3)情報処理工学	2.情報処理	(2)信号処理
午後63	専門基礎科目Ⅱ. 医用電気電子工学	(4)システム工学	1.システムと制御	(1)システム理論
午後64	専門科目Ⅰ. 生体機能代行装置学	(1)呼吸療法装置	1.原理と構造	(2)吸入療法装置
午後65	専門科目Ⅰ. 生体機能代行装置学	(1)呼吸療法装置	3.安全管理	(1)安全対策
午後66	専門科目Ⅰ. 生体機能代行装置学	(1)呼吸療法装置	2.呼吸療法技術	(2)各種換気モード
午後67	専門科目Ⅰ. 生体機能代行装置学	(1)呼吸療法装置	1.原理と構造	(6)周辺医用機器
午後68	専門科目Ⅰ. 生体機能代行装置学	(1)呼吸療法装置	3.安全管理	(1)安全対策
午後69	専門科目Ⅰ. 生体機能代行装置学	(1)呼吸療法装置	2.呼吸療法技術	(3)患者の状態(臨床所見)
午後70	専門科目Ⅰ. 生体機能代行装置学	(2)体外循環装置	1.体外循環装置と回路構成	(1)血液ポンプ
午後71	専門科目Ⅰ. 生体機能代行装置学	(2)体外循環装置	2.血液物性と流体	(1)体外循環と血液
午後72	専門科目Ⅰ. 生体機能代行装置学	(2)体外循環装置	3.体外循環技術	(2)適正灌流
午後73	専門科目Ⅰ. 生体機能代行装置学	(2)体外循環装置	4.補助循環法	(1)補助循環
午後74	専門科目Ⅰ. 生体機能代行装置学	(2)体外循環装置	5.事故事例と安全	(1)装置のトラブル
午後75	専門科目Ⅰ. 生体機能代行装置学	(3)血液浄化療法装置	1.原理と構造	(3)分類
午後76	専門科目Ⅰ. 生体機能代行装置学	(3)血液浄化療法装置	2.血液浄化の実際	(5)治療方法と治療指標
午後77	専門科目Ⅰ. 生体機能代行装置学	(3)血液浄化療法装置	2.血液浄化の実際	(2)透析液、補充液、置換液
午後78	専門科目Ⅰ. 生体機能代行装置学	(3)血液浄化療法装置	3.安全管理	(2)関連装置・機器の保守点検
午後79	専門科目Ⅰ. 生体機能代行装置学	(3)血液浄化療法装置	3.安全管理	(3)事故対策
午後80	専門基礎科目Ⅲ. 医用機械工学	(1)医用機械工学	1.力学の基礎	(2)力と運動
午後81	専門基礎科目Ⅲ. 医用機械工学	(1)医用機械工学	2.材料力学	(1)機械的特性
午後82	専門基礎科目Ⅲ. 医用機械工学	(1)医用機械工学	4.生体の流体現象	(2)拍動流
午後83	専門基礎科目Ⅲ. 医用機械工学	(1)医用機械工学	5.音波・超音波	(1)音波の特性
午後84	専門基礎科目Ⅲ. 医用機械工学	(1)医用機械工学	6.熱と気体	(2)熱力学
午後85	専門基礎科目Ⅳ. 生体物性材料工学	(1)生体物性	2.生体の機械的特性	(2)音響特性
午後86	専門基礎科目Ⅳ. 生体物性材料工学	(1)生体物性	4.生体と放射線	(4)放射線障害
午後87	専門基礎科目Ⅳ. 生体物性材料工学	(1)生体物性	7.生体のおける輸送現象	(1)~(4)流動,拡散,透過,膜輸送
午後88	専門基礎科目Ⅳ. 生体物性材料工学	(2)医用材料	2.安全性テスト	(1)~(4)物性試験,溶出物試験,生物学的試験,無菌試験
午後89	専門基礎科目Ⅳ. 生体物性材料工学	(2)医用材料	3.相互作用	(2)急性局所反応
午後90	専門基礎科目Ⅳ. 生体物性材料工学	(2)医用材料	4.医療材料の種類	(2)無機材料

第 25 回臨床工学技士国家試験

午前問題解説

[25回−午前−問題1] 医療事故防止で正しいのはどれか。(医学概論)
a. 指差呼称による確認を実践する。
b. 医療事故防止対策は外部組織に委託する。
c. ヒヤリ・ハット事例をおこした者を罰する。
d. 医療機器の保守点検や安全管理を確実に実践する。
e. フェイルセーフ、フールプルーフの概念による機器設計を行う。

1. a、b、c   2. a、b、e   3. a、d、e   4. b、c、d   5. c、d、e

◆ キーワード

医療事故　フェイルセーフ　フールプルーフ

◆ 解説

医療事故防止のためには機器と操作する人間双方についての安全対策が有効である。

a. 指差呼称による確認は医療事故防止に有効である。
b. 医療機関の管理者は「医療機安全管理責任者」を配置し、その責任者は常勤職員でなくてはならない。よって外部委託はできない。
c. 患者に危害を及ぼさなかった事例(ヒヤリ・ハット事例)の報告書はインシデントレポートと呼ばれる。情報の共有が目的であり、個人の糾弾が目的ではない。
d. 保守点検や安全管理が医療事故防止に必要なことである。
e. システム安全の機械側の対策には、本質的に故障しない設計、故障の予防、故障と予兆の検知・警報、故障状況の憎悪因子の排除、故郷による影響の最小化、正常状態への復帰、故障時の代替機能がある。フェイルセーフは事故や故障あるいはその前兆を検知し、システムを安全側に向かわせる機構であり、フールプルーフは危険な操作をシステムの側で阻止する安全機構 である。

[正解　3]

<文献>

篠原一彦ほか　編：臨床工学講座　医用機器安全管理学. 医歯薬出版. 2009. P125, P137, P143

◆ 過去5年間に出題された関連問題
　[22回−午後−問題2]

【25回-午前-問題2】 人口動態調査の項目で**誤っている**のはどれか。(医学概論)
1. 出　生
2. 死　亡
3. 移　民
4. 婚　姻
5. 離　婚

◆ キーワード

人工動態統計　衛生統計

◆ 解説

　人口動態統計とは、人口の変動要因である　①出生　②死亡　③死産　④婚姻　⑤離婚がどのように変動したかを示す統計である。
　また、国勢調査によって報告される人口構造を人口静態統計という。

1. 日本の出生率は 1.39 である。
2. 日本人の死亡原因の順位は平成 22 年度　1.悪性新生物　2.心疾患　3.脳血管疾患　4.肺炎　であったが、平成 23 年度は　1.悪性新生物　2.心疾患　3.肺炎　4.脳血管疾患である。
3. 移民は項目にない。
4. 婚姻率は低下傾向である。また、平均初婚年齢は男女とも高くなっている。
5. 離婚率は直近数年は 0.20％を行き来している。

［正解　3］

＜文献＞
　小野哲章ほか　編：臨床工学技士標準テキスト（改定第2版）．金原出版．2012．P7

◆　過去5年間に出題された関連問題
　［21回-午前-問題1］　［22回-午後-問題3］　［24回-午前-問題2］

【25回-午前-問題3】 感染症法に定められている1類感染症でないのはどれか。（医学概論）
1．エボラ出血熱
2．マールブルグ病
3．痘そう
4．鳥インフルエンザ（H5N1）
5．ペスト

◆ キーワード

感染症法1類感染症

◆ 解説

1類感染症：①エボラ出血熱 ②クリミア・コンゴ出血熱 ③痘そう ④南米出血熱 ⑤ペスト ⑥マールブルグ病 ⑦ラッサ熱

2類感染症：①急性灰白髄炎 ②結核 ③ジフテリア ④重症急性呼吸器症候群（病原体がコロナウイルス属SARSコロナウイルスであるものに限る。）⑤鳥インフルエンザ（H5N1）

3類感染症：①コレラ ②細菌性赤痢 ③腸管出血性大腸菌感染症 ④腸チフス ⑤パラチフス

1．1類感染症
2．1類感染症
3．1類感染症
4．鳥インフルエンザ（H5N1）は第2類感染症である。H5N1以外は第4類である。
5．1類感染症

［正解 4］

＜文献＞
感染症の予防及び感染症の患者に対する医療に関する法律最終改正：平成二三年一二月一四日法律第一二二号

◆ 過去5年間に出題された関連問題
［22回-午前-問題3］

[２５回-午前-問題４] 単糖類はどれか。（医学概論）
a. ガラクトース
b. グルコース
c. スクロース
d. セルロース
e. ラクトース

1. a、b　　2. a、e　　3. b、c　　4. c、d　　5. d、e

◆ キーワード

糖類　糖代謝

◆ 解説
　糖は炭素　水素　酸素からなる。単糖類は糖質の基本構成単体である。２糖類は単糖が２個合したものであり、多糖類は複数の単糖が縮合している。
　単糖には、グリセルアルデヒド　リボース　デオキシリボース　グルコース　フルクトース　マンノース　ガラクトースがある。

c. スクロースはショ糖ともいう。グルコースとフルクトースが結合している。
d. セルロースはβグルコースが結合しているホモ多糖体である。
e. ラクトースはグルコースとガラクトースが結合したものである。

［正解　1］

＜文献＞
山本敏行ほか　著：新しい解剖生理学　改定10版．1999．P10

◆　過去５年間に出題された関連問題
　［２２回-午後-問題４］

【25回-午前-問題5】 急性炎症において局所の血管透過性の亢進を来さないのはどれか。（医学概論）
1．インスリン
2．キニン
3．ヒスタミン
4．ロイコトリエン
5．プラスミン

◆ キーワード

局所炎症反応　血管透過性

◆ 解説

　血管透過性を亢進させる物質にヒスタミ、セロトニン、ブラジキニン、プロスタグランジン、ロイコトエリンなどがある。

1．インスリンは血糖値を下げる膵臓から分泌されるホルモンである。
2．キニンは炎症時に血液中に生成され疼痛の原因となる。血圧低下、血管拡張、平滑筋収縮血管の透過性の亢進を起こす。
3．ヒスタミンは過剰分泌によって血管拡張を起こし、不随意筋を収縮させる。また、血管の透過性を亢進する。
4．ロイコトエリンはアレルギー反応で生体内で生成される。平滑筋を収縮させる化学物質を誘引する。また、血管の透過性を亢進する。
5．線溶系に属するタンパク分解酵素である。また、プラスミンは、炎症のときの痛みや腫れの原因となる物質、キニンの産生をコントロールしている。プラスミンにより、キニン産生に関わるタンパク質のスイッチがONになると、キニンの産生が増え、炎症反応が起こる。よって血管透過性が亢進する。

［正解　1］

＜文献＞

坂本あつ彦　編：疾病の成り立ちと回復促進　病理学．医学書院．2007．P74

◆ 過去5年間に出題された関連問題

該当なし

【25回-午前-問題6】 図はスパイロメータによる呼吸曲線を示す。肺活量はどれか。（医学概論）
1．A
2．B
3．C
4．D
5．E

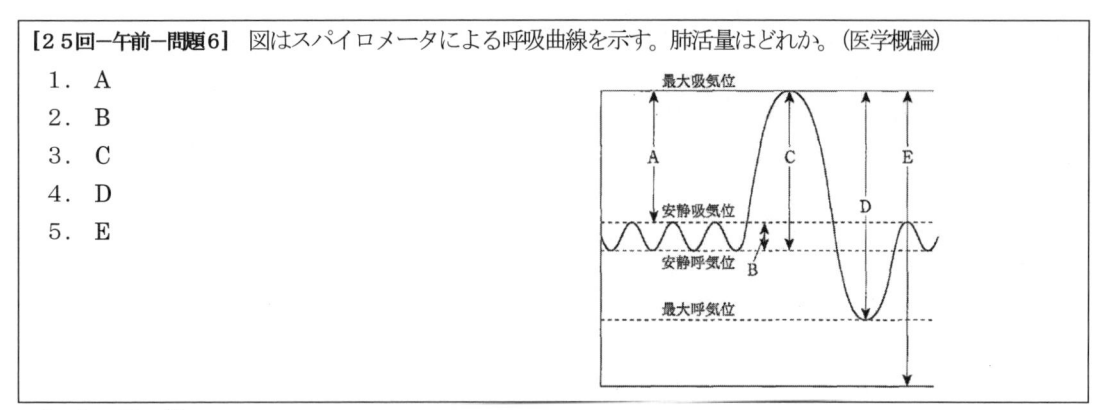

◆ キーワード

スパイロメトリー　肺活量　肺気量分画

◆ 解説

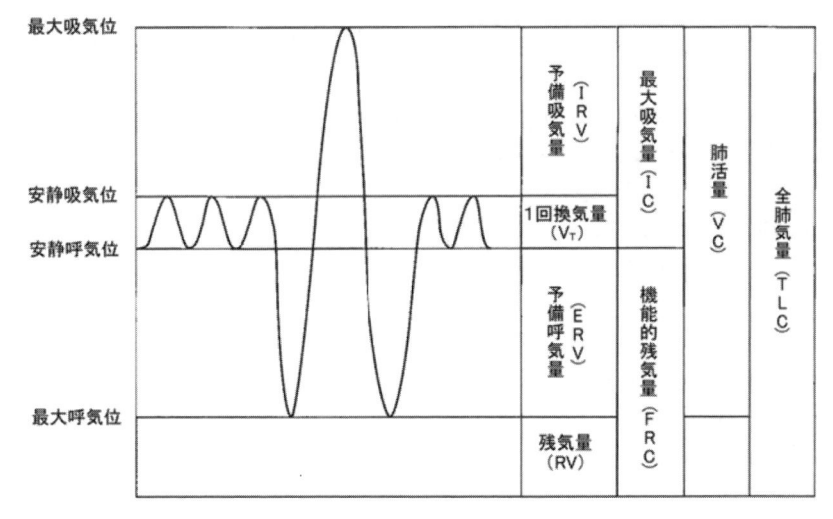

気量-時間曲線と肺気量分画

1．Aは予備吸気量
2．Bは一回換気量
3．Cは最大吸気量
4．Dは肺活量
5．Eは全肺気量

［正解　4］

＜文献＞
　廣瀬　稔ほか　著：臨床工学講座　生体機能代行装置学　呼吸療法装置．医歯薬出版．2011．P30

◆　過去5年間に出題された関連問題
　［18回-午前-問題18］　［22回-午後-問題22］

[25回-午前-問題7] 腎臓について正しいのはどれか。(医学概論)
1. 糸球体は髄質にある。
2. 近位尿細管は尿中にブドウ糖を分泌する。
3. ヘンレループは皮質の中で迂曲する。
4. 集合管の水透過性はバソプレッシンによる調節を受ける。
5. ボーマン嚢はリンパ液を含む。

◆ キーワード

腎臓　髄質　皮質

◆ 解説

　腎臓の実質は外側の皮質と内側の髄質とに区別される。皮質は糸球体、ボーマン嚢、近位尿細管、遠位尿細管などで構成され、髄質はヘンレループ、集合管などで構成されている。

　血液は糸球体の毛細血管を流れる間に血球や、分子量の大きなタンパク質以外のものが濾し脱される。1日のろ過量は約160Lである。そのうち99％が尿細管で再吸収される。

　近位尿細管では、70％の水分、Na、K、Cl、ブドウ糖、アミノ酸が再吸収される。また、クレアチニン、尿酸、アンモニアが分泌される。

　ヘンレループでは、15％の水分、Na、Clが再吸収され、髄質に浸透圧勾配が形成され、尿が濃縮される。

　遠位尿細管では、5％の水分、Na、Clの再吸収、K、H、アンモニアの分泌が行われる。

　集合管では、Na、Cl、尿素、水の再吸収、アンモニア、Hの分泌が行われる。

　アルドステロンは遠位尿細管に作用し、Na、水の再吸収を促す。

　ADH（バソプレッシン）は集合管に作用し、水の再吸収を促す。

1. 糸球体は皮質にある。
2. 近位尿細管でブドウ糖は再吸収される。
3. ヘンレループは髄質で迂曲する。
5. ボーマン嚢はリンパ液を含まない。

［正解　4］

＜文献＞

竹澤真吾ほか　著：臨床工学講座　生体機能代行装置学　血液浄化療法装置．医歯薬出版．2012．P7～16

◆ 過去5年間に出題された関連問題

　［19回-午前-問題9］　［20回-午前-問題16］

[25回-午前-問題8] 膵液に含まれないのはどれか。(医学概論)
a. トリプシン
b. アミラーゼ
c. マルターゼ
d. ペプシン
e. リパーゼ

1. a、b　　2. a、e　　3. b、c　　4. c、d　　5. d、e

◆ キーワード

膵液消化酵素

◆ 解説

　膵液はセクレチン（$NaHCO_3$に富む膵液を分泌させる）、コレシストキニン・パンクレオザイミン（消化酵素に富む膵液を分泌させる）という消化管ホルモンの作用により、十二指腸乳頭から分泌される。

　膵液に含まれる消化酵素には膵アミラーゼ（アミロプシン）、膵リパーゼ（ステアプシン）、トリプシンがある。

a. トリプシンは蛋白分解酵素で膵液に含まれる。トリプノーゲンとして分泌され腸液中に含まれるエンテロキナーゼにより活性化されトリプシンとなる。蛋白質をペプチドまでに分解する。
b. アミラーゼは唾液や膵液に含まれる糖質分解酵素である。デンプンやグリコーゲンをマルトースに分解する。
c. マルターゼは小腸粘膜から分泌される。マルトースをグルコースに分解する。
d. ペプシンは胃粘膜主細胞から分泌される蛋白分解酵素である。
e. リパーゼは膵液に含まれる脂質を加水分解する酵素である。

[正解　4]

＜文献＞
佐藤健次ほか　編：臨床検査学講座　生理学第2版. 医歯薬出版. 2012. P52～P64

◆ 過去5年間に出題された関連問題

該当なし

[25回-午前-問題9] 中枢神経の構造と機能について**誤っている**のはどれか。（医学概論）
1. 脳脊髄液は脳室の脈絡叢で産生される。
2. 大脳灰白質は白質の外側に存在する。
3. 脳幹は呼吸の調節に関係する。
4. 中心後回は後頭葉に存在する。
5. 失語は優位半球の障害によって起こる。

◆ キーワード

脳脊髄液　大脳　脳幹

◆ 解説

　脳は大脳半球、間脳、中脳、橋、小脳、延髄に区分される。脳、脊髄は神経細胞の密集している灰白質と神経線維の集まった白質がある。白質の外側に灰白質があるが、厚さは数mmである。

　大脳皮質はそれぞれ特有の機能を受け持っており、これを脳の機能局在という。皮質は機能の上から感覚野、運動野、これらを統合する連合野、辺縁系に区分される。

　脳幹には運動調節、呼吸、循環、血管運動、消化吸収などの中枢がある。間脳には体温中枢、食欲・飲水、性欲の中枢がある。小脳には平衡保持、姿勢反射、筋緊張の調節、随意運動の円滑化の機能がある。

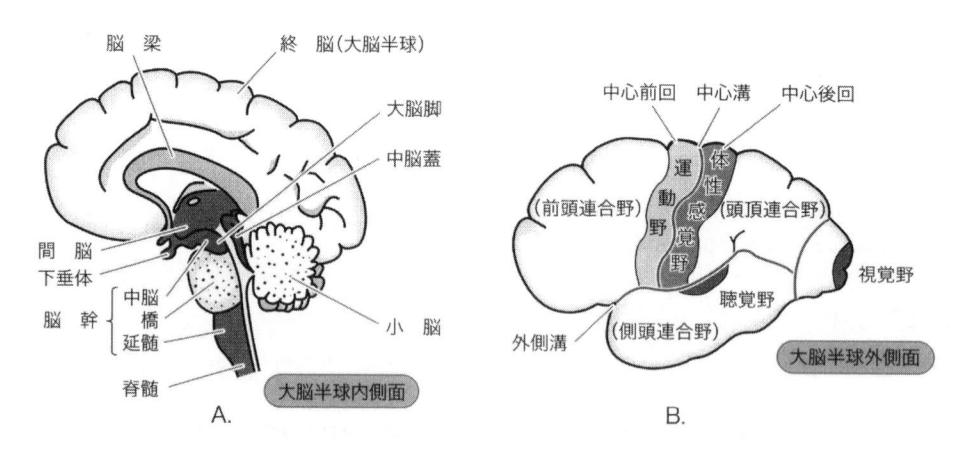

4. 中心後回は中心溝の後、頭頂葉に存在する。

[正解　4]

<文献>

日本生体医工学会ME技術教育委員会　監：MEの基礎知識と安全管理改訂第5版．南江堂．2008．P37

◆ 過去5年間に出題された関連問題

　[20回-午前-問題17]　[21回-午前-問題17]　[23回-午前-問題6]

【25回-午前-問題10】 ポビドンヨードについて**誤っている**のはどれか。（臨床医学総論）
  a. 皮膚縫合前の創内洗浄は創治癒を高める。
  b. 粘膜の消毒に禁忌である。
  c. 関節注射時の皮膚消毒に有効である。
  d. ヨードアレルギーを起こす可能性がある。
  e. 金属腐食性が高い。

  1. a、b　　2. a、e　　3. b、c　　4. c、d　　5. d、e

◆　キーワード

皮膚粘膜消毒

◆　解説

　手術部位の皮膚、粘膜の消毒、皮膚、粘膜の創傷部位の消毒、などに用いられる。
　ショック、アナフィラキシー様症状があらわれることがあるので、観察を十分に行い、異常が認められた場合には、直ちに使用を中止し、適切な処置を行うこと。

a. 消毒薬により創面組織に化学的侵襲を起こすので、薬剤による消毒は極力避ける。
b. 添付文書にもあるように、粘膜の消毒に使用できる。
c. 注射するときは皮膚を消毒する。
d. 添付文書にもあるが、アナフィラキシーショックを起こすことがある。
e. ヨードには金属腐食作用がある。

［正解　1］

＜文献＞
　ポピドンヨード液10％添付文書

◆　過去5年間に出題された関連問題
　　［23回-午後-問題22］　　［24回-午後-問題10］

[25回-午前-問題11] マイコプラズマ肺炎について正しいのはどれか。（臨床医学総論）
a. 飛沫によって感染する。
b. マクロライド系抗菌薬が第一選択である。
c. 肝機能障害を合併することがある。
d. 市中肺炎の起炎菌として最も頻度が高い。
e. 日和見感染症として発症する。

1. a、b、c　2. a、b、e　3. a、d、e　4. b、c、d　5. c、d、e

◆ キーワード

細菌　飛沫感染　肝機能障害

◆ 解説

　起炎菌は細胞壁をもたない細菌の肺炎マイコプラズマである。飛沫感染で、気道の線毛上皮細胞に付着する。潜伏期間10～20日程度で発熱、頭痛、咳嗽で始まる。咳嗽は夜間に多く、長時間持続することが多い。細胞壁合成を阻害するペニシリン系やセフェム系抗菌薬は無効。テトラサイクリン系、マクロライド系、ニューキノロン系抗菌薬を投与する。5～30歳での感染率が最も高い。呼吸器症状以外にも発疹や紅斑などの皮膚病変、肝機能障害などがみられることがある。末梢白血球数は正常が多く、増加がみられても軽度である。

a. 飛沫感染であり、家族間など濃厚な接触による感染。
b. テトラサイクリン系、マクロライド系、ニューキノロン系抗菌薬を14～21日投与する。マクロライド耐性菌が報告されている。
c. 肝機能障害がみられることがある。
d. 市中肺炎とは、社会生活を営んで発症した肺炎。原因細菌としては肺炎球菌やインフルエンザ菌が最も多い。マイコプラズマも60歳以下の肺炎ではかなりの部分を占めるが最も頻度が高い起炎菌ではない。
e. 日和見感染とは、普通の健康な人では感染が成立しない病原性の低い微生物で感染症を発症することである。肺炎マイコプラズマの感染によって発症するので日和見感染ではない。

[正解　1]

<文献>
　森　浩　編：呼吸器疾患ビジュアルブック．学研メディカル秀潤社．2011．P108．P142用語解説

◆ 過去5年間に出題された関連問題
　[21回-午前-問題21]　[23回-午後-問題15]　[24回-午前-問題16]

[25回-午前-問題12] 喫煙が発症に関連する呼吸器疾患はどれか。(臨床医学総論)

a. じん肺
b. 原発性肺癌
c. 慢性閉塞性肺疾患（COPD）
d. サルコイドーシス
e. 肺動脈性肺高血圧症

1. a、b　2. a、e　3. b、c　4. c、d　5. d、e

◆ キーワード

喫煙　呼吸器疾患

◆ 解説

　喫煙はニコチン依存症と喫煙関連疾患という全身性疾患であり、肺癌のみならず全身の癌、心・血管疾患をはじめとする各種臓器疾患の発生に関与し、寿命を短縮する。

a. じん肺とは、遊離ケイ酸を含む粉塵を長年吸収することにより、肺の線維増殖性変化をきたす疾患である。
b. 気管支上皮、気管支腺、肺胞上皮などに発生する癌。喫煙が最も大きな危険因子である。非喫煙者に対する喫煙者の肺癌リスクは欧米で10～20倍、日本では男性で4～5倍、女性で2～3倍とされる。
c. 肺気腫および慢性気管支炎、およびその合併により閉塞性換気障害を示す疾患。「有害なガスや粒子による肺の異常な炎症反応であり、完全には可逆性ではない気流制限を伴う進行性の疾患である。」と定義され、最も重要な外因は喫煙である。
d. 全身性の肉芽腫性疾患であり、若年者と中高年女性に好発する。皮膚の常在菌であるアクネ菌を原因とする説が最も有力視されている。
e. 肺動脈性肺高血圧症とは、肺血管自体の病変による肺高血圧である。

［正解　3］

<文献>
　森　浩　編：呼吸器疾患ビジュアルブック．学研メディカル秀潤社．2011．P289～382

◆ 過去5年間に出題された関連問題
　該当なし

[25回-午前-問題13] 心房細動で正しいのはどれか。（臨床医学総論）
a. P波がみられる。
b. RR間隔は不規則になる。
c. 脳塞栓の原因となる。
d. 電気的除細動の適応にはならない。
e. 房室結節内リエントリーが原因となる。

1. a、b　2. a、e　3. b、c　4. c、d　5. d、e

◆ キーワード

細動波　RR間隔不整　左房内血栓

◆ 解説

　心房細動では、心房内に不規則な興奮の旋回（リエントリー）が起こり、心房筋は300〜500回／分の高頻度に興奮する。心房筋は不規則かつ高頻度に興奮するため、心房は細かく動いて痙攣しているように見える。心電図ではP波が見られず、基線の細かい動揺（細動波、f波）が見られ、房室間の伝導が不規則となるため、RR間隔は不整となる。病態は、頻脈や不規則な興奮による動悸・胸部不快感、心拍出量の低下による心不全、心房の血流うっ滞・血栓形成による塞栓症などが挙げられる。治療には、リズムコントロール（心房細動の停止・洞調律の維持）、レートコントロール（心房細動はそのままで心拍数のみをコントロール）、血栓・塞栓症の予防等がある。

a. P波はみられず基線の細かい動揺（細動波、f波）となる。
b. 心房の早い興奮は房室結節を不規則に伝導し、心室には60〜200回／分程度の興奮が伝わるため、脈は速く不規則になる。
c. 心房の収縮が消失し、血液がうっ滞することにより、心房内（特に左心耳）に血栓が形成され、その血栓が流出することにより塞栓症を合併する。左房内血栓が流出した場合には脳梗塞の危険がある。
d. リズムコントロールには、抗不整脈薬、電気的除細動、カテーテルアブレーション等を用いる。電気的除細動では、経食道エコーで左房内血栓のないことを確認し、ヘパリン投与、経静脈麻酔下でR波同期通電（カルディオバージョン）を行う。出力は200J程度。
e. 心房細動は肺静脈から発生する異所性興奮が引き金となり、心房内の不規則な興奮の旋回が起こる。房室結節内リエントリーが原因の不整脈は房室結節リエントリー頻拍（AVNRT）という。

[正解　3]

<文献>

落合慈之ほか　監：循環器疾患ビジュアルブック．学研メディカル秀潤社．2010．P184〜186

◆ 過去5年間に出題された関連問題
　[21回-午前-問題25]　[23回-午後-問題12]　[24回-午後-問題14]

[25回-午前-問題14] ペースメーカ植込みの適応となるのはどれか。（臨床医学総論）
a. 完全房室ブロック
b. 洞機能不全
c. 徐脈性心房細動
d. 心室細動
e. WPW症候群

1. a、b、c　　2. a、b、e　　3. a、d、e　　4. b、c、d　　5. c、d、e

◆ キーワード

徐脈性不整脈　洞不全症候群　房室ブロック

◆ 解説

　植込み適応となる不整脈は、洞不全症候群、房室ブロック、徐脈性心房細動などの徐脈性不整脈が主である。適応の決定に際しては日本不整脈学会のガイドラインが参考となる。医学的適応決定には症状の性質と強さ、ならびにそれらと徐脈性不整脈の因果関係の把握が最も重要である。一般的には、徐脈による明らかな症状がある洞不全症候群、第Ⅲ度房室ブロック（完全房室ブロック）、第Ⅱ度房室ブロック モビッツⅡ型、徐脈性心房細動は適応とされる。第Ⅰ度房室ブロック、第Ⅱ度房室ブロック ウェンケバッハ型（モビッツⅠ型）は適応とはならない。またその他の適応としては、過敏性頸動脈洞症候群、難治性の上室性頻拍（房室接合部のカテーテルアブレーション後）などがある。

c. 心房細動では通常頻拍となるが、徐脈になるものを徐脈性心房細動といい、ペースメーカの適応となる。
d. 心室が細かく震え、全く心拍出が出来ない心停止の状態。一刻も早く電気的除細動を行う。
e. 発作性上室頻拍の一つで、先天的に房室間に副伝導路（ケント束）を持ち、典型的な症例では、心電図PQ間隔の短縮とデルタ波が特徴である。カテーテルアブレーションによる根治が可能である。

［正解　1］

＜文献＞
　落合慈之ほか　監：循環器疾患ビジュアルブック．学研メディカル秀潤社．2010．P160〜195

◆　過去5年間に出題された関連問題
　該当なし

[25回-午前-問題15] 尿崩症について正しいのはどれか。(臨床医学総論)

a. 口渇を呈する。
b. 多尿を呈する。
c. 低Na血症を認める。
d. 高尿酸血症を認める。
e. 治療は水分制限を行う。

1. a、b　　2. a、e　　3. b、c　　4. c、d　　5. d、e

◆ キーワード

抗利尿ホルモン(ADH)　多尿　口渇　多飲　高尿酸血症

◆ 解説

　尿崩症は抗利尿ホルモン(ADH)の分泌障害、または作用障害により生じる低張多尿である。視床下部から下垂体後葉の障害によるもの(中枢性尿崩症)と尿細管のADH反応性の欠如によるもの(腎性尿崩症)に分類される。主な症状として多尿、多飲、口渇である。
　一般検査では多尿(1日3L以上)、尿比重は1.010以下、尿浸透圧は300mOsm/kgH$_2$O以下、血清Naは軽度上昇がみられる。
　抗利尿ホルモン(ADH):バゾプレッシンは下垂体後葉から分泌され集合管に作用して水が再吸収され、濃縮尿が作られる。

c. 血清Naは軽度上昇。
d. 高尿酸血症は痛風関節炎、心血管病発症の危険因子である。尿崩症とは関係しない。
e. 多尿のために水分制限は好ましくない。

[正解　1]

<文献>

篠原一彦ほか　編:臨床工学講座　臨床医学総論. 医歯薬出版. 2012. P133, P152

◆ 過去5年間に出題された関連問題

該当なし

[２５回－午前－問題１６] MRSAで正しいのはどれか。（臨床医学総論）
a. グラム陰性球菌である。
b. 医療従事者は感染源となる。
c. 手洗いの励行は感染予防となる。
d. 肺炎の原因菌となる。
e. 健常者には常在しない。

1. a、b、c　　2. a、b、e　　3. a、d、e　　4. b、c、d　　5. c、d、e

◆ キーワード

MRSA

◆ 解説

　MRSA（Methicillin-Resistant Staphylococcus Aureus，メチシリン耐性黄色ブドウ球菌）に関する問題である。黄色ブドウ球菌（Staphylococcus aureus）は自然界に広く分布するグラム陽性好気性球菌で、ヒトでは皮膚、毛包や鼻腔などの上部気道に常在する。通常は無害であるが、皮膚の切創や刺創などに伴う化膿症や膿痂疹、毛嚢炎、セツ、癰、蜂巣炎などの皮膚軟部組織感染症から、肺炎、腹膜炎、敗血症、髄膜炎などに至るまで様々な重症感染症の原因となる。MRSAは、黄色ブドウ球菌の治療薬のβラクタム系抗菌剤（ペニシリン、メチシリン、クロキサシリン、オキサシリン、第１・２・３世代セフェム）に耐性を獲得したもので、その耐性遺伝子はファージを介したRプラスミド（ミニプラスミド）上の耐性遺伝子や由来不明の転移性遺伝子mec（メック）Aで伝搬される。現在は多剤耐性MRSAが主流となり、その治療の切り札としてバンコマイシンが用いられているが、近年VRE（Vancomycin-Resistant Enterococcus，バンコマイシン耐性腸球菌）の急速な院内感染の広がりが見られるようになり、VREからバンコマイシン耐性遺伝子がMRSAに伝搬されることが危惧されている。実際にVREからの耐性遺伝子の伝播ではないが、別の機構からバンコマイシン耐性を獲得したヘテロ耐性MRSAが、国内でも院内感染として確認されるようになった。

　MRSAの感染経路は、MRSA保菌者やその周囲環境に接触することによって、直接的・間接的に接触感染する。時に、MRSA保菌者では内因性の感染を起こす場合がある。MRSAの感染防止対策として、接触感染予防策を実施しなければならず、予防策の実施は、検出患者の保菌/感染状態を問わず、すべてのMRSA保菌患者に対し実施しなければならない。

a. グラム陽性球菌である。
b. 医療従事者が感染源となる。
c. 感染対策として医療従事者の手洗いの励行は有効である。
d. 肺炎の原因菌である。
e. 健常者に常在するが、発症はしない。高齢や疫病によって抵抗力が衰えた結果、通常は病原菌となりえない細菌や真菌により感染症を引き起こす（日和見感染）。

［正解　4］

＜文献＞
賀来満夫ほか　編：INFECTION CONTROL 2001 別冊 実践 MRSA 対策．メディカ出版．2001
平松啓一　著：抗生物質が効かない．集英社．1999．P103～163

◆ 過去５年間に出題された関連問題
　　[２１回－午前－問題４５]　　[２３回－午後－問題２１]　　[２４回－午後－問題１６]

[25回-午前-問題17] 現在、透析導入患者の原疾患で最も多いのはどれか。（臨床医学総論）
1．腎硬化症
2．ループス腎炎
3．糖尿病性腎症
4．多発性囊胞腎
5．慢性糸球体腎炎

◆ キーワード

透析導入患者の原疾患　糖尿病性腎症　慢性糸球体腎炎　腎硬化症

◆ 解説

　日本透析医学会、2011年末の慢性透析患者に関する基礎集計より、透析に導入された患者の原疾患の第1位は糖尿病性腎症で44.2％（前年の割合より 0.6％増加）、第2位が慢性糸球体腎炎で20.4％（0.6％減少）、腎硬化症が11.7％（前年と同様）、不明が11.2％（0.5％増加）であった。糖尿病性腎症は2008年に0.1％前年より初めて減少し、2009年には1.2％増加、2010年には1.0％減少と変動する傾向を示し、プラトー状態を示した。一方、慢性糸球体腎炎の漸減傾向に変化はない。また、2011年末までに慢性透析療法を実施している患者数は初めて30万人を超えた。

1．第3位　11.7％
2．0.8％
3．第1位　44.2％
4．3.4％
5．第2位　20.4％

[正解　3]

＜文献＞
　一般社団法人日本透析医学会ホームページ　http://www.jsdt.or.jp/

◆ 過去5年間に出題された関連問題
　[20回-午後-問題64]

[25回-午前-問題18] 尿毒症患者でみられるのはどれか。（臨床医学総論）
a. 等張尿
b. 心電図のT波増高
c. 血清クレアチニン上昇
d. 血清カリウム低下
e. 代謝性アルカローシス

1. a、b、c　　2. a、b、e　　3. a、d、e　　4. b、c、d　　5. c、d、e

◆ キーワード

腎臓の機能　高カリウム血症　血液症状　代謝性アシドーシス

◆ 解説

　尿毒症は腎臓の排泄・調節機能の著明な低下のために広範な全身症状を呈する。①消化器症状　②心臓症状　③肺症状　④神経・筋症状　⑤血液症状　⑥皮膚症状を示すようになる。
　問題では特に排泄・調節機能低下による。
　　①排泄［老廃物］
　　②調節［水分、電解質］
の異常が問われている。排泄異常として、尿素、クレアチニン、尿酸等の体内蓄積。電解質異常として、高K血症、高P血症、低Ca血症、酸H$^+$の蓄積（代謝性アシドーシス）等があげられる。
　尿毒症では高K血症になる。その心電図所見はT波の先鋭化（テント上のT波）→P波消失→PQ延長→QRS時間延長がみられ、ついには心室細動に至る。

a. 腎臓による濃縮が行われないために尿は等張尿となる。
b. 高カリウム血症における検査所見として心電図のT波増高がみられる。
c. 排泄機能低下によりクレアチニン値が上昇する。
d. 腎臓の排泄不良にて高カリウム血症を呈する。
e. 重炭酸イオンの産生能低下により代謝性アシドーシスを呈する。

［正解　1］

<文献>
村井　勝ほか　著：系統看護学講座．専門分野II　腎・泌尿器　成人看護8．医学書院．P64
中本雅彦ほか　編：透析療法事典．医学書院．1999．P207

◆ 過去5年間に出題された関連問題
該当なし

[25回-午前-問題19] 白血球除去療法の適応がある疾患はどれか。（臨床医学総論）
1．逆流性食道炎
2．胃潰瘍
3．胃　癌
4．大腸ポリープ
5．潰瘍性大腸炎

◆ キーワード

血球成分除去療法　白血球　潰瘍性大腸炎　難治性クローン病　関節リウマチ

◆ 解説

　白血球・顆粒球除去療法は、サイタフェレシス（cytapheresis）、つまり体外循環による患者末梢血液中から血球成分の分離や除去を行う技術に含まれ、その中で白血球（広義）や顆粒球（狭義）を除去するものを白血球（系）細胞除去療法（leukocyte removal therapy：LRT）と呼ぶ。炎症性疾患（inflammatory bowel disease：IBD）や関節リウマチ（rheumatoid arthritis：RA）に対する有効性が国内外で多数報告されている。

　近年ではLRTの適応の拡大が試みられており、腎疾患や皮膚疾患に対する有効性も報告されている。

吸着剤を用いた方法として

　①フィルタ式白血球除去療法（LCAP）　重症・難治性潰瘍性大腸炎・関節リウマチ
　②顆粒球・単球吸着療法（GMA）　重症筋無力症、重症・難治性潰瘍性大腸炎・難治性クローン病

が適応されている。

1．逆流性食道炎の治療は生活習慣の改善と薬物療法が中心である。
2．胃潰瘍はピロリ菌の感染が多いといわれている。ピロリ菌が原因の場合は除菌を目的に薬物療法をおこなう。
3．早期の胃癌であれば内視鏡的胃粘膜切除術で取り除く。
4．大腸ポリープはほとんどが線種で良性の者が多いが将来癌に変わる可能性を考慮して切除することもある。内視鏡で切除することが多い。

［正解　5］

<文献>

　一般社団法人日本アフェレシス学会　編：アフェレシスマニュアル（改訂3版）．学研メディカル秀潤社　2010．P139～148

◆ 過去5年間に出題された関連問題

　該当なし

> [25回−午前−問題20] 血液疾患とその特徴の組合せで正しいのはどれか。（臨床医学総論）
> a. 成人T細胞白血病 ——————— 母子感染
> b. 多発性骨髄腫 ——————— 病的骨折
> c. 真性多血症 ——————— 血液粘稠度増加
> d. 慢性骨髄性白血病 ——————— ビタミン B_{12} 欠乏
> e. 特発性血小板減少性紫斑病 ——— 無脾症
>
> 1. a、b、c   2. a、b、e   3. a、d、e   4. b、c、d   5. c、d、e

◆ キーワード

> 血液疾患　感染経路　病態

◆ 解説

a. 成人T細胞白血病とはヒトT細胞白血病ウイルス（HTLV-1）に感染した成熟Tリンパ球の腫瘍。感染経路は母乳（母児感染）・精液・血液である。授乳によって感染したキャリアーが40〜60年を経て発病する。

b. 多発性骨髄腫とは、免疫グロブリンを産生する形質細胞が腫瘍化した疾患。尿検査ではベンス・ジョーンズ蛋白がみられる。症状としては、病的骨折、高カルシウム血症、貧血、免疫グロブリンの異常増加による血液粘性の増加（過年粘稠症候群）、異常タンパクの沈着による腎機能障害などがある。

c. 真性多血症とは、絶対的赤血球増加症の一つであり、赤血球数の絶対的増加と循環赤血球量の増加を示し、白血球・血小板の増加、脾腫を伴う骨髄増殖性疾患である。赤血球数の増加により、血液粘度が増加する。

d. 白血病とは、造血幹細胞もしくは造血前細胞が腫瘍化した白血病細胞が骨髄、末梢血液で無制限に増加し、正常の造血機能を障害する病態である。慢性骨髄性白血病では、骨髄芽球（幼若細胞）〜顆粒球（成熟細胞）など様々な大きさの白血球が増加する。白血病細胞に異常染色体（フィラデルフィア染色体：9番と22番染色体の転位）がみられる。ビタミンB12欠乏が原因の疾患は、巨赤芽球貧血である。

e. 特発性血小板減少性紫斑病（ITP）は血小板に対する自己抗体によって血小板数が減少し、出血傾向をきたす自己免疫疾患であり、急性は小児、慢性は成人女性に多い。骨髄での血小板産生は正常もしくは亢進がみられる。治療として副腎皮質ステロイド療法、摘脾が行われる。

[正解　1]

<文献>

篠原一彦ほか　編：臨床工学講座　臨床医学総論．医歯薬出版．2012．P233〜245

◆ 過去5年間に出題された関連問題

[22回−午後−問題23]

> **【25回−午前−問題21】** カプノメータで測定するのはどれか。（臨床医学総論）
> 1. 動脈血酸素分圧
> 2. 動脈血酸素含量
> 3. 動脈血二酸化炭素分圧
> 4. 経皮的二酸化炭素分圧
> 5. 呼吸ガス二酸化炭素分圧

◆ キーワード

$P_{ET}CO_2$　$PaCO_2$　死腔

◆ 解説

呼気中の二酸化炭素レベルを測定することをカプノメトリという。1呼吸サイクルのカプノグラムは図のように4つの部分に分けられる。（下図参照）
①呼気が始まっても気管チューブや気管などの死腔部分がまず呼出されるので、二酸化炭素レベルが上がってこない部分（第Ⅰ相）。
②肺胞気が呼出され始めて二酸化炭素レベルが上がっていく部分（第Ⅱ相）。
③ほぼ肺胞気だけが呼出されて濃度が一定になりプラトーを形成する部分（第Ⅲ相）。
④吸気が始まって急速に二酸化炭素レベルが下がって0になる部分（第Ⅳ相）。

カプノグラムのプラトー部分の二酸化炭素分圧を $P_{ET}CO_2$（呼気終末二酸化炭素分圧）と表す。プラトー部分が、ほとんどが肺胞気であるとすれば、この値は $PaCO_2$ とほぼ同じであるといえる。

カプノメータでは $P_{ET}CO_2$ を $PaCO_2$ の推定値として有用できるが、実際に $PaCO_2$ を測定しているわけではない。

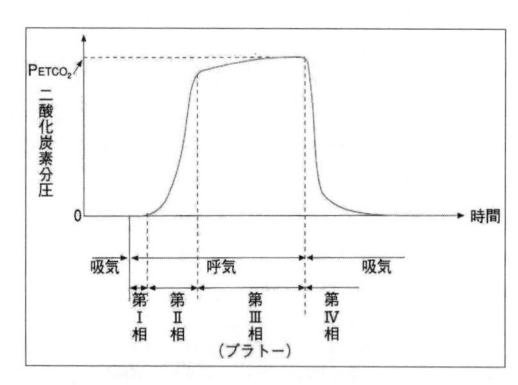

【図：正常なカプノグラム】

[正解　5]

＜文献＞

3学会合同呼吸療法認定士認定委員会　編：第15回3学会合同呼吸療法認定士認定講習会テキスト．3学会合同呼吸療法認定士認定委員会．2010．P413〜415

◆ 過去5年間に出題された関連問題

【23回−午前−問題29】　【24回−午後−問題21】

[25回-午前-問題22] Japan Coma Scale（JCS）痛み刺激に全く反応しないのはどれか。（臨床医学総論）
1. 1
2. 10
3. 30
4. 100
5. 300

◆ キーワード

Japan Coma Scale　意識障害

◆ 解説

Japan Coma Scale は以下のように分類されている
　Ⅲ．刺激をしても覚醒しない状態（3桁の点数で表現）(deep coma、coma、semi coma)
　　300．痛み刺激に全く反応しない
　　200．痛み刺激で少し手足を動かしたり顔をしかめる
　　100．痛み刺激に対し、払いのけるような動作をする
　Ⅱ．刺激すると覚醒する状態（2桁の点数で表現）(stupor、lethargy、hypersomnia、somnolence、drowsiness)
　　30．痛み刺激を加えつつ呼びかけを繰り返すと辛うじて開眼する
　　20．大きな声または体を揺さぶることにより開眼する
　　10．普通の呼びかけで容易に開眼する
　Ⅰ．刺激しないでも覚醒している状態（1桁の点数で表現）(delirium、confusion、senselessness)
　　3．自分の名前、生年月日が言えない
　　2．見当識障害がある
　　1．だいたい意識清明だが、今一つはっきりしない

1. JCS1 は、刺激無しでも覚醒している状態であるが、意識清明ではない状態
2. JCS10 は、刺激すると覚醒し、普通の呼びかけで容易に開眼する状態
3. JCS30 は、痛み刺激を加えつつ呼びかけを繰り返すと辛うじて開眼する状態
4. JCS100 は、刺激を与えても覚醒せず、痛み刺激に対して払いのける動作をとる状態
5. JCS300 は、痛み刺激に対し全く反応しない状態

［正解　5］

＜文献＞
奈良信雄　著：臨床検査講座　臨床医学総論/臨床検査医学総論．医歯薬出版．2007．P259

◆ 過去5年間に出題された関連問題
　該当なし

【25回-午前-問題23】 誤っているのはどれか。（臨床医学総論）
1．使用済み注射針はリキャップをして廃棄する。
2．表皮ブドウ球菌は皮膚常在菌である。
3．結核は空気感染する。
4．B型肝炎の抗体のない医療従事者はワクチン接種が望ましい。
5．ノロウイルスは食中毒の原因となる。

◆ キーワード

スタンダードプリコーション　皮膚常在菌　空気感染　B型肝炎

◆ 解説

　院内の感染対策として、アメリカ疾病管理予防センター（CDC）のガイドラインのよるスタンダードプリコーション（標準予防策）がある。この予防策はすべての患者と医療スタッフに適応され、感染の有無にもかかわらず、血液とすべての体液（汗を除く）、分泌液、排泄物、粘膜と健常でない皮膚に関しては、感染の可能性があるものとして予防策を用いる。また付加して、感染経路別予防策も講じる必要がある。

1．使用済みの針は先端を身体に向けない、両手で取り扱ったり、リキャップをしたりしないことが原則である。使用後は針を取り除いたりせず、そのまま耐貫通性専用廃棄容器に入れ廃棄をする。
2．皮膚や粘膜などは外界に接するため、さまざまな種類の細菌が定着する。これらを個々に取り扱うときは常在細菌と呼び、細菌群を一括して常在細菌叢と呼ぶ。これらは通常は宿主に害を与えず宿主と共生状態にある。皮膚常在菌として、表皮ブドウ球菌、黄色ブドウ球菌、緑膿菌、カンジダなどがある。
3．空気感染とは、病原体を含む飛沫の水分が蒸発して、5μm以下の粒子となり空気中を浮遊する状態。結核菌、水痘、麻疹が該当となる。
4．B型肝炎は針刺し事故などにより感染する場合がある。抗体のない医療従事者は積極的なワクチン接種が望まれる。
5．食中毒の原因には、1）細菌性　2）自然毒　3）化学的毒の3つがあるが、1）細菌性が9割以上を占める。ウイルス性の食中毒はノロウイルスによるものが多い。

［正解　1］

＜文献＞

　南嶋洋一ほか　著：系統看護学講座　専門基礎分野　微生物学．医学書院．2009．P159

◆ 過去5年間に出題された関連問題

　［24回-午前-問題23］

[25回−午前−問題24] ホルター心電図検査で診断が困難なのはどれか。（臨床医学総論）
1. 睡眠時無呼吸
2. 心筋虚血
3. 心室性期外収縮
4. 洞機能不全
5. 頻　脈

◆　キーワード

24時間心電図　不整脈　虚血性心疾患

◆　解説

　患者に携帯型の心電図記録装置を装着して、24時間の心電図を記録（内部のメモリー等へ保存）する方法。後日、記録された心電図を解析し、心電図の異常を検出・診断する。緊急対応が効かない、誘導が2つしかないなどの欠点はあるが、日常生活を送りながら検査できる利点がある。一過性の不整脈、日常生活中に起こる不整脈の診断のほか、虚血性心疾患の診断、心筋梗塞後の経過観察、薬物効果判定、ペースメーカの機能評価などの評価に応用されている。

1. 睡眠時無呼吸症候群（SAS）の検査・診断には、睡眠ポリソムノグラフィ（PSG）を行うことが最も確実な方法とされている。PSGでは脳波、眼球運動、オトガイ筋筋電図、前脛骨筋筋電図、鼻と口の気流、胸腹部の換気運動、心電図、パルスオキシメータ、体位センサなどの記録により評価を行う。検査の一つとしてホルター心電図が応用されることもあるが、心電図のみでは診断ができない。
2. 虚血の診断に有用である。
3. 不整脈の重傷度評価、不整脈発作の補足に有用である。
4. 不整脈の重傷度評価、不整脈発作の補足に有用である。
5. 不整脈の重傷度評価、不整脈発作の補足に有用である。

［正解　1］

＜文献＞
　落合慈之ほか　監：循環器疾患ビジュアルブック．学研メディカル秀潤社　2010．P38
　落合慈之ほか　監：呼吸器疾患ビジュアルブック．学研メディカル秀潤社　2011．P285

◆　過去5年間に出題された関連問題
　［23回−午前−問題28］

[25回−午前−問題25] 輸血に関して正しい組合せはどれか。（臨床医学総論）
a. 移植片対宿主病（GVHD）予防 ――― 放射線照射
b. 赤血球濃厚液 ――――――――― 有効期間60日間
c. 感染症スクリーニング検査 ――― インフルエンザウイルス
d. 抗A抗体 ―――――――――― 輸血による感作
e. アルブミン ―――――――――― 血漿分画製剤

1．a、b　2．a、e　3．b、c　4．c、d　5．d、e

◆ キーワード

輸血　GVHD　赤血球濃厚液

◆ 解説

　輸血とは、血球成分や血漿成分を経静脈的に投与する治療法であり、自己血を除き、輸血される製剤は献血者に由来するため一種の臓器移植という捉えになる。

血液成分製剤	赤血球濃厚液	CPD液（クエン酸＋リン酸＋ブドウ糖）を用いて採血した血液を遠心分離して血漿の大部分を除去後、MAP液（CPD＋マンニトール＋アデニン＋塩化ナトリウム）を加えたもの。
	血小板濃厚液	血液成分採血で採取した血小板を小量の血漿に浮遊させたもの。20〜24℃で振盪させながら保存。
	新鮮冷凍血漿	血球成分を遠心分離で除去した新鮮な血漿を凍結したもの。−20℃で保存。血液凝固因子補充の目的で使用される。
血漿分画製剤	アルブミン製剤	アルブミン喪失、低アルブミン血症、出血性ショックの際に用いられる。室温保存で保存期間は2年間。
	免疫グロブリン製剤	低もしくは無γグロブリン血症、重症感染症などで用いられる。冷所（10℃前後）保存で、保存期間は2年間。
	凝固因子製剤	第Ⅷ因子製剤、第Ⅸ因子製剤、フィブリノーゲン製剤、フィブロガミン製剤（第ⅩⅢ因子）、アンチトロンビンⅢ製剤などがある。冷所または室温保存で保存期間は2年間。

a. 移植の際、ドナーの細胞がレシピエントに対して免疫反応を起こし、細胞障害性に働くことがある。これを移植片対宿主反応（GVH reaction）といい、これによって引き起こされる肝臓、皮膚、腸管などの障害を移植片対宿主病（GVHD）という。放射線照射で回避できる。
b. 赤血球濃厚液の有効期限は21日間である。（保存温度2〜6℃）
c. 輸血に関する感染症スクリーニング検査として、HBV、HCV、HIV、梅毒、HTLV-1、パルボウイルスB19が該当される。
d. ABO血液型判定の際に、赤血球のA抗原、B抗原の有無を調べるため、抗A抗体、抗B抗体を用いて判定を行う。
e. 血液分画製剤には、凝固因子、アルブミン、グロブリン製剤などが属する。

［正解　2］

＜文献＞

永田博昭　編：コメディカルのための外科学　総論．医学出版社．2007．P53

◆ 過去5年間に出題された関連問題

　［23回−午前−問題23］

[25回-午前-問題26] ものさしで長方形の二辺 a および b を測定した。ものさしの最大誤差は1%である。長方形の面積 c を、$c = a \times b$ によって求めた場合、c の最大誤差は何%か。（生体計測装置学）

1. 0.01
2. 0.02
3. 1
4. $\sqrt{2}$
5. 2

◆ キーワード

誤差の伝搬　絶対誤差　相対誤差

◆ 解説

　誤差を持つ測定値を組み合わせて計算した結果は、それぞれの測定値の誤差の影響が現れてくる。これを誤差の伝播と呼ぶ。問題の様に a と b の辺の測定値から面積を求める場合には、2つの辺それぞれが持っている誤差の程度で計算した面積の誤差が決まってくる。

　誤差を持った計測値同士を乗算した結果の誤差の最大値（E）は

$$E = E_1 \cdot T_2 + E_2 \cdot T_1 \quad (1)$$

E：誤差の最大値（絶対誤差）
T_1, T_2：真の値
E_1, E_2：誤差

で表される。

　また、相対誤差（誤差率）での最大誤差は

$$\frac{E}{T_1 \cdot T_2} = \frac{E_1}{T_1} + \frac{E_2}{T_2} \quad (2)$$

で表され、測定値それぞれの相対誤差を加算した値となる。

　問題では最大誤差（相対誤差）が1%のものさしを用いて長方形のaとbの二辺を測定しているので、それぞれの辺が持つ相対誤差は1%であり、長方形の面積 c が持つ最大誤差は（2）式よりa辺の1%とb辺の1%を加算した2%となる。

[正解　5]

<文献>
石原　謙ほか　編：臨床工学講座　生体計測装置学. 医歯薬出版. 2011. P20〜21

◆ 過去5年間に出題された関連問題

該当なし

[25回-午前-問題27] 雑音対策について**誤っている**のはどれか。（生体計測装置学）
1. 商用交流雑音の除去にはCMRRの高い差動増幅器を使用する。
2. 高周波雑音を除去するためにハムフィルタが使われる。
3. 加算平均は不規則雑音を低減するのに使われる。
4. 信号の入力導線にはシールドが施されたものを用いる。
5. ディジタルフィルタは離散値の演算によって雑音を除去する。

◆ キーワード

商用交流雑音　CMRR　ハムフィルタ　加算平均　シールド　デジタルフィルタ

◆ 解説

　雑音の対策は雑音の種類と混入の原因を特定することが必要である。外部から侵入してくる雑音で最も注意しなければならないものに商用交流雑音がある。商用交流雑音に対する対策を以下に示す。

1. 被験者や測定システム、導線などを電源からできるだけ離す
2. 増幅器の接地端子を接地極へ取り付ける
3. シールドルームを利用する
4. ハムフィルタを使用する

　商用交流雑音のような生体信号に混入した同相雑音の対策には差動増幅器が一般的に用いられる。差動増幅器は2つの入力端子に入力された信号の差（逆相信号）を増幅し、同相信号は抑圧して出力される。この時の同相信号の抑圧比を同相弁別比（CMRR）と言い、心電計や脳波計のような生体計測装置では60dB以上のCMRRが要求されている。また、計測した情報をディジタル化し、コンピュータを利用した数学的手法（フーリエ変換、加算平均演算、移動平均、ディジタルフィルタ）によって雑音の除去や目障りな信号や細やかな変動を取り除いたり、信号の持つ主要な周波数成分の抽出や分析を行うことが可能である。

1. 商用交流雑音のような同相信号の除去にはCMRRの高い差動増幅器が有効である。
2. ハムフィルタは商用交流雑音（50～60Hz）の除去を目的としたフィルタであり、高周波雑音の除去はできない。
3. 加算平均は周期的な信号に混入する不規則雑音を相対的に減らす処理法である。加算平均はS/Nの改善を目的としており、n回の加算平均を行うとS/Nを$\sqrt{n}$倍改善できる。
4. 入力導線のシールドは外部からの雑音の混入を防ぐために用いられている。導線の中心となる線を編組と呼ばれる網状ものや薄い金属の導体箔で包み込んで用いられている。
5. ディジタルフィルタは離散値（標本化されたデータ）をディジタル信号処理によって取り除きたい帯域の雑音の除去が可能。

[正解　2]

<文献>

小野哲章ほか　編：臨床工学技士標準テキスト．金原出版．2002．P439～446，P449～452

◆ **過去5年間に出題された関連問題**

［24回-午前-問題37］

[25回-午前-問題28] 心電図の誘導法の特徴で**誤っている**のはどれか。（生体計測装置学）
1. Ⅱ誘導は右手と左足の電位差を表す。
2. 右手の筋電雑音はⅢ誘導に影響が出る。
3. aV_F誘導はV_F誘導の1.5倍の電位変化を表す。
4. QRS平均電気軸は標準肢誘導で計算できる。
5. 単極胸部誘導はウィルソンの中心電極を利用する。

◆ キーワード

心電図　刺激伝導系　標準12誘導　双極誘導　単極誘導　単極胸部誘導

◆ 解説

　心電図は、心臓の刺激伝導系の興奮順序に従って発生する電位が、心臓全体を時間軸にして分極、再分極する過程を描いたものである。心電図の代表的な誘導法として標準12誘導法がある。標準12誘導は、6つの四肢誘導、6つの胸部誘導からなる。誘導法を大別すると双極誘導と単極誘導に分けられ、双極誘導は、2点間の電極の電位差をとる誘導であり、単極誘導は1点の電極によって誘導される電位である。

1. 双極誘導は、第Ⅰ、第Ⅱ、第Ⅲ誘導からなる。第Ⅰ誘導は、右手と左手間の電位差を計測する。第Ⅱ誘導は、右手と左足間の電位差を計測する。第Ⅲ誘導は、左手と左足の間の電位差を計測する。
2. 心電図の特定の誘導にだけ筋電雑音が混入した場合、その障害の原因になっている電極部位をアイントーベンの正三角形から推定すると、右手の筋電雑音は第Ⅲ誘導には影響が出ない。
3. 心電図電位は、$V_R + V_L + V_F ≒ 0$である。aV_Fは右手と左手の電極を等しい抵抗でつないだ点を基準とする左足の電位であり、$aV_F = V_F − (V_R + V_L)/2$となる。以上の式より、$aV_F = 1.5V_F$となる。
4. 双極誘導のR波とS波から電気軸を求めることができる。Ⅰ誘導のR波とS波の代数和とⅢ誘導のR波とS波の代数和を求め、前額面上の電気軸として計測する。正常軸、左軸偏位、右軸偏位と診断する。
5. 単極胸部誘導では、不関電極として右手、左手、左足を抵抗で結合し（ウィルソンの結合端子）、関電極として胸部に置かれた$V_1 〜 V_6$の電極にて誘導する。

[正解　2]

<文献>
廣瀬　稔ほか　編：臨床工学講座　生体機能代行装置学　呼吸療法装置．医歯薬出版．2011．P39〜53
小野哲章ほか　編：臨床工学技士標準テキスト．金原出版．2012．P437〜440

◆ 過去5年間に出題された関連問題
[21回-午前-問題54]

[25回-午前-問題29] 正しいのはどれか。(生体計測装置学)
a. 連続波超音波ドプラ血流計では逆流の情報が得られる。
b. レーザドプラ血流計は赤血球の光の吸収量から血流量を算出する。
c. 色素希釈法は心拍出量の繰り返し測定に適している。
d. 熱希釈法は熱希釈曲線の時間積分値から心拍出量を算出する。
e. Mモード超音波画像を用いて左室の駆出率が算出できる。

1. a、b、c   2. a、b、e   3. a、d、e   4. b、c、d   5. c、d、e

◆ キーワード

超音波ドプラ血流計　レーザドプラ血流計　色素希釈法　熱希釈法

◆ 解説

a. 連続波ドプラ法とは、ビームの方向に連続的な正弦波を照射し、反射波の波長の変化から血流速度を測定する手法である。パルスドプラ法と比べ、検出できる血流速度に限界が無いため、速い血流でも計測でき、狭窄・逆流・短絡血流などの高速異常血流の測定が可能となる。連続波ドプラ法におけるドプラシフトは、血流方向と照射超音波の角度によって正負が決まり、逆流の情報が得られる。これはMモード表示で血流方向に応じて上下の波形が現れることで示される。なお、連続波ドプラ法に距離分解能はない。

b. 血管の中を流れる赤血球にレーザ光を照射すると、ドプラ効果により周波数がシフトするが、この周波数シフトが血流速度に比例することを利用し、血流速度を測定する方法である。

c. 生体に一定量の色素を注入しその濃度変化から心拍出量をも問えるのが色素希釈法である。心臓の流入口から流出口に向けて一定の流量があるとき、流入口に注入された指示薬量は、流出口で時間変化する指示薬濃度の時間積分値が心拍出量に等しい。しかし、再循環による色素濃度上昇があるため、繰り返し測定が困難となり、連続測定はできない。繰り返し測定が可能となり、広く用いられているのは後述の熱希釈法である。

d. 熱希釈法は、スワン・ガンツカテーテルによって通常0℃の5%ブドウ糖液を右心房部位で10mlを瞬時に注入し、その冷却液が右心室から肺動脈に流れる過程で、肺動脈部位に留置したサーミスタによって肺動脈血の温度降下を連続記録することによって測定する方法である。心拍出量(CO)は、以下の式で計算できる。$\int \Delta T_b \, dt$は肺動脈血の温度変化の積分値である。

$$CO = 1.08 k V_i (T_i - T_b) \times 60 / \int \Delta T_b \, dt$$

e. Mモード超音波画像で、胸骨左縁長軸像の左室レベルで、左室拡張期末期径(LVIDd)と左室収縮期末期径(LVIDs)を計測すると、以下の式より左室の駆出率(LVEF：ejection fraction)が計算できる。

$$LVEF\ (\%) = (LVIDd^2 - LVIDs^2) / LVIDd^2 \times 100$$

[正解　3]

<文献>

石原　謙　編：臨床工学講座　生体計測装置学. 医歯薬出版. 2010. P122~142, P202

◆ 過去5年間に出題された関連問題

[20回-午前-問題57]　[21回-午前-問題57]　[21回-午前-問題61]
[22回-午前-問題28]　[22回-午前-問題29]　[23回-午後-問題28]
[24回-午前-問題29]

[25回-午前-問題30] パルスオキシメータで正しいのはどれか。(生体計測装置学)
 a. 2種類の波長の光に対する吸光度を測定する。
 b. 脈波の脈動成分を利用している。
 c. 換気量のモニタとして用いられる。
 d. センサ装着部位の指の厚みの校正を必要とする。
 e. 異常ヘモグロビンは測定値に影響する。

 1. a、b、c   2. a、b、e   3. a、d、e   4. b、c、d   5. c、d、e

◆ キーワード

パルスオキシメータ　酸化ヘモグロビン　還元ヘモグロビン　酸素飽和度

◆ 解説

　パルスオキシメータは、血液を採血せず体外に装着したセンサにより動脈血中の酸素飽和度（SaO2）を経皮的にしかも1心拍ずつ連続的に測定（SpO2）する装置である。測定法は、酸化ヘモグロビンと還元ヘモグロビンに対する赤外光（波長 940nm 付近）と赤色光（波長 660nm 付近）との吸光度の違いを利用している。指先、鼻、耳垂、新生児では手足などに装着するだけで、長時間連続モニタできる血液ガス分析用センサの1つである。

a. 酸化ヘモグロビンと還元ヘモグロビンの吸光特性を利用し、赤外光（波長 940nm 付近）と赤色光（波長 660nm 付近）を交互に発光させ、2波長の光量の変化成分の比から酸素飽和度を測定している。
b. 心臓から拍出された動脈血は脈波と呼ばれ血管内を移動するが、静脈血は脈波を持たない。光の変化成分のみを見ることで動脈血のみの情報を得ている。
c. 人工呼吸器のアラームとは独立して、生体情報モニタとして併用するが、換気量モニタとしては用いられていない。
d. 外観、機能面で始業・終業点検は必要だが、センサ装着部の指の厚みの校正は必要ない。
e. ヘモグロビンには多数の異常ヘモグロビンがあり、その代表的なものとして一酸化炭素ヘモグロビン（COHb）やメトヘモグロビン（MetHb）など酸素との結合能力に影響する異常ヘモグロビンにおいて測定誤差を生じる。

[正解　2]

＜文献＞
　廣瀬　稔ほか　編：臨床工学講座　生体機能代行装置学　呼吸療法装置．医歯薬出版．2011．P176～182
　小野哲章ほか　編：臨床工学技士標準テキスト．金原出版．2012．P321～322, P453

◆ 過去5年間に出題された関連問題
　［20回-午前-問題58］　［21回-午前-問題47］　［22回-午前-問題69］
　［22回-午後-問題20］　［23回-午後-問題19］　［24回-午後-問題20］
　［24回-午後-問題63］

[25回-午前-問題31] 体温測定で誤っているのはどれか。(生体計測装置学)
1. 予測式電子体温計は水銀体温計に比べて短時間で測定できる。
2. 鼓膜温の測定には赤外線放射温度計が用いられる。
3. 電子体温計は温度上昇でサーミスタの抵抗が増大することを利用している。
4. 深部体温計は熱流補償法を用いて生体組織温を測定する。
5. サーモグラフィは体表面から放出される赤外線を利用している。

◆ キーワード

電子体温計　水銀体温計　深部体温計　サーモグラフィ　サーミスタ

◆ 解説
1. 予測式は、実測式で約5〜10分必要としていた測定時間を短縮するために開発された機能である。サーミスタを2個使用する方法では、熱の伝わる速さから実測値を測定する方法で、約10秒という短い時間で予測値を表示することができる。
2. 鼓膜温の測定には、赤外線センサが用いられる。赤外線センサは鼓膜からの赤外線を微小電圧に変換する。一方、環境温度センサは、赤外線センサ自体の温度を計測する。両センサで得られる出力によって、鼓膜の温度を計算で求め、表示する。
3. 電子体温計によく使用されているサーミスタは、温度が高くなると抵抗が減少するNTC型で、その形状はビード型がよく使われている。
4. 深部体温計は、熱流補償法を応用し、体表面からの熱の放散を見かけ上0にすることにより、体表面への熱流がなくなり、すなわち体表面と深部が熱平衡状態になる。この状態で、体表面の温度を計測すれば、深部と等温の値(深部温)を計測することができる。
5. 体表温度分布を視覚的に表示するサーモグラフは体表面からでている赤外線放射エネルギーを検出し、温度に変換して温度分布を画像表示する。

[正解　3]

<文献>
石原　謙　編：臨床工学講座　生体計測装置学．医歯薬出版．2011．P174〜192
小野哲章ほか　編：臨床工学技士標準テキスト．金原出版．2002．P34
電子情報技術産業協会　編：ME機器ハンドブック．コロナ社．2005．P63〜67

◆ 過去5年間に出題された関連問題
　[20回-午前-問題60]　[22回-午前-問題31]　[23回-午後-問題30]

[25回-午前-問題32] エックス線による画像計測で誤っているのはどれか。(生体計測装置学)
1. 生体を透過したエックス線を計測して画像化が行われる。
2. 造影剤を使って血管を画像化できる。
3. 骨のエックス線吸収係数は水の約0.5倍である。
4. 空気のエックス線吸収係数はほぼゼロである。
5. 患者の体動はアーチファクトの原因となる。

◆ キーワード

エックス線　エックス線吸収係数　CT値　モーションアーチファクト

◆ 解説

　エックス線(X線)による画像計測は、エネルギー(X線)を印加し、X線フィルムなどによってX線を検出している。X線フィルムの主たる感光物質として、ハロゲン化銀であるヨウ臭化銀(AgBr・I)や臭化銀(AgBr)が用いられている。X線照射後のフィルムは化学的工程を経て、電荷的に中和されて黒色の金属銀像、X線写真が形成される。

　X線は物体を通過する際に指数関数的に減弱する。物体に強度I_0のX線を照射し、透過したX線の強度Iを測定すると、透過率は、$I/I_0 = e^{-\mu t}$となる。ここでtは物体をX線が通過した経路長(mm)、係数μをX線吸収係数と呼び、これは被写体を構成する物質で決まる。生体内の水のX線吸収係数を0(基準)とし、空気のX線吸収係数を-1000としたときの各組織の吸収係数の相対値で表したものをCT値と呼ぶ、単位はHU(ハンスフィールドユニット)である。vをCT値とすると、

$$v = 1000 \frac{\mu - \mu_{aq}}{\mu_{aq} - \mu_{air}} \quad (1)$$

と表すことができる。μ_{aq}、μ_{air}はそれぞれ水および空気のX線吸収係数を示す。

1. X線による画像計測では、X線管より発生したX線は元素の種類と密度によってその吸収係数が定まるので、体内を通過して得られたX線の透過像計測は主に臓器の形態を測定していることになる。
2. X線不透過物質であるヨード造影剤を使用することで血管の形態、血流状態を画像化できる。
3. 水のX線吸収係数を0(基準)とすると、空気のX線吸収係数-1000、骨のX線吸収係数1000として上記の(1)式を用いると、骨のX線吸収係数は水の約2倍でなることがわかる。
4. 空気はX線をほとんど減弱しないため、X線吸収係数はほぼゼロである。
5. 撮影中に被写体が動くと像が多重に見えたり、ぼけたり、刷毛でこすったような濃度むらが生じる。これをモーションアーチファクトという。

[正解　3]

<文献>

　廣瀬　稔ほか　編：臨床工学講座　生体機能代行装置学　呼吸療法装置．医歯薬出版．2011．P221〜242
　小野哲章ほか　編：臨床工学技士標準テキスト．金原出版．2012．P459〜461

◆ 過去5年間に出題された関連問題

[20回-午前-問題62]　[23回-午前-問題31]　[24回-午前-問題32]
[24回-午後-問題86]

【25回-午前-問題33】 誤っている組合せはどれか。(医用治療機器学)
1. ガンマナイフ ―――――― 放射線
2. 光線力学的治療 ―――――― 蒸散
3. 新生児黄疸用光線治療器 ―― 光化学反応
4. ジェットネブライザ ――――― ベンチュリー効果
5. 低圧持続吸引器 ―――――― 機械ポンプ

◆ キーワード

ガンマナイフ　光感受性物質　ベンチュリー効果

◆ 解説

1. ガンマナイフは、定位放射線治療を行う放射線照射装置の一つである。定位放射線照射とは頭蓋内小病巣に多方向から集中させ1回大量線を照射する方法。脳腫瘍、脳動静脈奇形などの治療を行う。
2. 光線力学的治療は、生体内に光感受性物質（光増感剤）を注入しその特性である、特定の組織に光増感剤を集積させ、そこに光を照射し、一重項酸素を発生させ血管の収縮をさせたり、腫瘍組織を壊死させたりする。蒸散は行わない。
3. 新生児高ビリルビン血症において使用される装置であり、ビリルビンは光分解により体外排泄を促進される構造となっている。
4. ベンチュリー効果で吸い上げた水を障害物に衝突させ、ジェット気流を利用し霧を発生させる。ベンチュリー効果とは、流体の流れを絞り、流速を増加させ、低速部に比べ低い圧力を発生させる効果のこと。
5. 低い陰圧を作るために、ダイアフラム式ポンプを使用している。

[正解　2]

<文献>

篠原一彦　編：臨床工学講座　医用治療機器学　医歯薬出版．2008．P188～202
福田国彦ほか　編：系統看護学講座　別巻　臨床放射線医学．医学書院．2010．P193
小野哲章ほか　編：臨床工学技士標準テキスト．金原出版．2010．P407～408

◆ 過去5年間に出題された関連問題

【21回-午前-問題65】　【22回-午前-問題33】　【24回-午前-問題33】

[25回-午前-問題34] 電気メスで誤っているのはどれか。(医用治療機器学)
1. 数100kHz～数MHzの高周波電流が用いられる。
2. 負荷抵抗は200～1,000Ωである。
3. 凝固にはバースト波が用いられる。
4. 出力200Wのとき対極板接触面積150cm^{2}は安全域である。
5. 出力回路にはコイルが挿入されている。

◆ キーワード

高周波電流　負荷抵抗　バースト波

◆ 解説

電気メスは、高周波電流を生体に直接流し、ジュール熱を利用する装置である。

負荷抵抗はメーカの指定する値（50～2000Ω）の範囲で、機種によってメーカの指定する抵抗を接し出力測定を行う。アクティブ電極と生体の接触部のインピーダンスが400Ω前後であるので（500kHz付近）通常300～500Ωの負荷抵抗でキャリブレーションされている。

切開には連続的な正弦波・凝固にはバースト波（断続波）を用いる。

1. 一般的な手術用電気メスでは、搬送周波数300～500kHzの高周波電流が用いられている。（旧JISでは300kHz～5MHzが搬送周波数の範囲とされている。）
2. 300～500Ωの無誘導抵抗を用いてキャリブレーションされることが多い。
3. 凝固にはバースト波で出力される各種凝固モードが用いられる。
4. 対極版は、「熱傷などを生じない程度の電流密度となる面積を持つ電極」とされ、接触面積が150cm^2～200cm^2（JIS）と規定されている。
5. 出力回路には直流成分除去のためにコンデンサが挿入されている。

［正解　5］

＜文献＞

小野哲章ほか　編：臨床工学技士標準テキスト．金原出版．2002．P34
篠原一彦　編：臨床工学講座　医用治療機器学　医歯薬出版．2008．P57～80

◆ 過去5年間に出題された関連問題

［20回-午前-問題66］　［21回-午前-問題67］　［23回-午前-問題34］
［24回-午前-問題34］

[25回-午前-問題35] 体外衝撃波結石破砕装置について**誤っている**のはどれか。（医用治療機器学）
a. 尿管結石の照準は超音波照準方式が適している。
b. 心電図同期装置が必要である。
c. 衝撃波は液体中で発生させる。
d. 腹部大動脈瘤患者には使用禁忌である。
e. 腸骨稜上縁より下部の尿管結石症に適用する。

1. a、b　　2. a、e　　3. b、c　　4. c、d　　5. d、e

◆ キーワード

衝撃波　照準方法　上部尿管　音響インピーダンス

◆ 解説

　体外衝撃波結石破砕装置（ESWL）とは、衝撃波（音波の一種）を使い、体内の結石に収束させて欠席を破砕する方法で、音響インピーダンスの著しく異なる界面でエネルギーが放出される。上部尿管、中部尿管、下部尿管（直径10mm未満）に適応する。破砕の原理は機械的エネルギーにより破砕し、断片は尿管、膀胱を経て尿とともに体外へ排出される。

1. 尿細結石の照準は、腸管ガスがあるために超音波では難しい。
2. 衝撃波は刺激伝導系に悪影響を及ぼすおそれがあるため必須である。
3. 衝撃波は体外に置かれた発生源からの水中衝撃波を体内の結石に収束させて結石を破砕する。
4. 本法は無機能腎、腎動脈瘤、妊婦には禁忌である。
5. 腸骨稜上縁より腎盂尿管移行部が上部尿管と定義しているため、腸骨稜上縁より上部である。

[正解　2]

＜文献＞

篠原一彦　編：臨床工学講座　医用治療機器学　医歯薬出版．2008．P173～187

◆ 過去5年間に出題された関連問題

　[21回-午前-問71]　[24回-午前-問題36]

[25回-午前-問題36] レーザ治療装置で**誤っている**のはどれか。（医用治療機器学）
1. CO_2 レーザでは CO_2 を含む混合ガスに放電を加えて励起する。
2. Nd:YAG レーザは YAG 結晶中の Nd イオンが発光して発振する。
3. 半導体レーザの導光に開口数の小さな光ファイバを用いる。
4. 不可視レーザのガイドに He-Ne レーザを用いる。
5. ArF エキシマレーザのレーザ媒質には腐食性ガスが含まれる。

◆ キーワード

各種レーザ治療装置

◆ 解説

1. CO_2 レーザは、レーザを増幅する媒質として炭酸ガスを用い、その他のガス（窒素・水素・ヘリウム・キセノン）と混合し、放電管と呼ばれる光共振器に導入し、外部より電圧を加えて放電させる。励起とは、エネルギーの低い安定状態からエネルギーの高い状態へ移ること。
2. Nd:YAG レーザは、Nd^{3+}（ネオジウムイオン）Y（イットリウム）A（アルミニウム）G（ガーネット）の略称で、Y の 1% を Nd^{3+} に置き換えたものが Nd:YAG レーザである。YAG の結晶中の Nd イオンが発光して発振する。
3. 医療用石英ファイバの開口数は 0.2 程度である。出射開口数の大きい半導体レーザでは通常の 2 倍程度の 0.4〜0.45 が使用されている。
4. 400〜780nm の波長が可視光であり、He-Ne レーザは 632.8nm である。不可視レーザの場合、照射部が判らないため赤色光の He-Ne レーザをガイドとして使う。ちなみに他の発振線の色は、グリーン（543.5nm）イエロー（594.1nm）オレンジ（612.0nm）。
5. ArF エキシマレーザは、Ar（アルゴン）F（フッ素）のガスで、Ar は酸化防止のために使用され、主に食品の酸化防止充填ガスとして使用されている。空気中（大気中）の三番目に多く含まれている気体で 0.93% 存在する。F は非常に強い酸化作用を持つため、腐食性ガスである。

[正解　3]

<文献>

篠原一彦　編：臨床工学講座　医用治療機器学　医歯薬出版．2008．P103〜118

◆ 過去5年間に出題された関連問題

[21回-午前-問題70]　　[22回-午前-問題36]　　[23回-午前-問題37]
[23回-午後-問題35]　　[24回-午前-問題37]

[25回−午前−問題37] 超音波吸引手術器の構成要素で**ない**のはどれか。（医用治療機器学）
1．超音波振動子制御装置
2．洗浄液注入部
3．吸引ポンプ
4．ハンドピース
5．切除用スネア

◆ キーワード

超音波振動　滅菌生理食塩水　蒸留水

◆ 解説

　超音波吸引手術装置は、超音波振動を組織の加えて破砕し、破砕した組織を吸引により除去する装置である。超音波振動は23〜38kHzの範囲で、25kHz前後は一般外科（肝臓・子宮など）、38kHzでは脳外科で使用することが多い。
　基本構成は、超音波吸引手術装置本体・ハンドピース・フットスイッチよりなる。本体には操作パネル・洗浄水を送るポンプ・吸引装置（吸引ポンプ）・ハンドピース冷却用蒸留水ボトル（ポンプ）がある。ハンドピースの構造は、本体に振動子・ホーン・洗浄水口・冷却水口がある。

1．超音波吸引手術装置本体内
2．ハンドピース
3．超音波吸引手術装置本体内
4．ハンドピース
5．切除用スネアは電気メスのメス先

[正解　5]

＜文献＞
　篠原一彦　編：臨床工学講座　医用治療機器学　医歯薬出版．2008．P173〜187

◆ 過去5年間に出題された関連問題
　[20回−午前−問題70]　[21回−午前−問題73]　[22回−午前−問題73]
　[23回−午後−問題36]

> **[25回−午前−問題38]** 臨床工学技士の業務に**含まれない**のはどれか。(医用機器安全管理学)
> 1. 人工呼吸器の1回換気量の設定
> 2. 気管切開チューブの挿入
> 3. 導出電極の皮膚への接続
> 4. 血液浄化装置の先端部の内シャントへの穿刺
> 5. 体外式ペースメーカ業務における心内電位の計測

◆ キーワード

臨床工学技士基本業務指針2010

◆ 解説

　臨床工学技士の業務は、医師の指示のもとに行われる「診療の補助」行為と医療機器の保守管理業務であり、臨床工学技士基本業務指針に明文化されている。ただし、これは業務を定型化するものではなく、時代の変革に伴い変更が必要であり、旧業務指針が1988年に通知されて以来、2010年に初めて変更が行われた。これにより、**人工呼吸器装着時の喀痰等の吸引**、**留置カテーテル（動脈ライン等を含む）からの採血**が実施できる行為として示された。また、心・血管カテーテル業務、植込み型除細動器（両室ペーシング機能付き植込み除細動器：CRT-Dを含む）に関する業務も追加となった。

1. 人工呼吸装置の運転条件および監視条件（1回換気量、換気回数等）の設定および変更は含まれる。これは医師の具体的指示（書面等）を受けて行わなければならない。
2. 気管挿管チューブ、気管切開チューブの挿入および設置または除去は医師が行う。気管チューブへの人工呼吸装置回路の先端部の接続または除去は行ってよい。
3. 心・血管カテーテル業務において、使用する生命維持管理装置およびカテーテル関連機器の電極や対極板等の身体への装着は含まれる。これは医師の具体的指示（書面等）を受けて行わなければならない。
4. 血液浄化装置の先端部（穿刺針）の内シャントへの穿刺および抜去は含まれる。なお、基本業務指針には、「内シャント」は「バスキュラーアクセス」と読み替えると明記されている。
5. 「体外式」に限らず、ペースメーカ業務として、心内電位、刺激閾値等の測定と記録は含まれる。

[正解　2]

＜文献＞

篠原一彦ほか　編：臨床工学講座　医用機器安全管理学．医歯薬出版．2011．P186〜187

◆　過去5年間に出題された関連問題

　[20回−午前−問題90]　[21回−午前−問題6]　[22回−午後−問題45]
　[23回−午前−問題45]

[25回-午前-問題39] 医用機器からの漏れ電流について正しいのはどれか。（医用機器安全管理学）
a. 患者漏れ電流Ⅰの単一故障状態の許容値は正常状態の2倍である。
b. 患者漏れ電流ⅡはBF形とCF形とにおいて規定されている。
c. 患者測定電流の直流の許容値はBF形とCF形とで同じである。
d. 接地漏れ電流に関する単一故障状態は電源導線の1本の断線である。
e. 接地漏れ電流の単一故障状態の許容値は正常状態の5倍である。

1. a、b　　2. a、e　　3. b、c　　4. c、d　　5. d、e

◆ キーワード

接地漏れ電流　患者漏れ電流Ⅰ　患者漏れ電流Ⅱ　患者測定電流　正常状態　単一故障状態

◆ 解説

医用機器の漏れ電流および患者測定電流はJIS T 0601-1に規定されている。

接地漏れ電流は、形別分類（B形装着部、BF形装着部、CF形装着部）によらず、正常状態0.5mA、単一故障状態1mAが許容値である。

患者漏れ電流Ⅰ（交流）におけるB形、BF形装着部は、体表から流入する漏れ電流であるため、**マクロショック最小感知電流1mAに安全係数1/10をかけた0.1mA**が許容値である。CF形装着部の患者漏れ電流Ⅰ（交流）は、心臓へ直接流入するため、**ミクロショック心室細動誘発電流0.1mAに安全係数1/10をかけた0.01mA**が許容値である。単一故障状態は、正常状態の5倍に規定されている。

患者測定電流（交流）も患者漏れ電流Ⅰ（交流）と同じ許容値である。

直流については、人体を流れると人体組織の電気分解による影響が大きいため、**直流規制値としてミクロショックを基準とした最も厳しい許容値（正常状態0.01mA、単一故障状態0.05mA）**となっている。

患者漏れ電流Ⅱは機器の信号入出力部に外部からの電源電圧が流入し患者を流れる漏れ電流であり、これはすでに故障状態であるため、フローティングされていないB形装着部の単一故障状態でのみ規定され、その許容値は5mAである。

a. 外装漏れ電流、患者漏れ電流Ⅰ、患者測定電流の単一故障状態は、正常状態の5倍に規定されている。
b. 患者漏れ電流Ⅱはフローティングされていないので、B形のみで規定されている。
c. 直流の許容値は、形別分類によらず同じ許容値である。
d. 保護接地線の断線状態では、接地漏れ電流は流れない。
e. 接地漏れ電流の単一故障状態は、正常状態の2倍に規定されている。

［正解　4］

＜文献＞

篠原一彦ほか　編：臨床工学講座　医用機器安全管理学．医歯薬出版．2011．P45〜50

◆ 過去5年間に出題された関連問題

［20回-午前-問題83］　［21回-午前-問題82］　［22回-午前-問題41］
［23回-午前-問題42］　［24回-午前-問題40］

[25回-午前-問題40] 非常電源について正しいのはどれか。(医用機器安全管理学)
a. 一般非常電源の立ち上がり時間は40秒以内である。
b. 特別非常電源の連続運転時間は10時間以上である。
c. 交流無停電電源のコンセント外郭の色は緑色でもよい。
d. 瞬時特別非常電源の立ち上がり時間は0.1秒以内でなくてはならない。
e. 内視鏡室には非常電源を設けなくてもよい。

1. a、b、c 2. a、b、e 3. a、d、e 4. b、c、d 5. c、d、e

◆ キーワード

一般非常電源　特別非常電源　瞬時特別非常電源　交流無停電電源装置（UPS）

◆ 解説

医用室は医療処置の内容によって医用接地方式、非接地配線方式および非常電源の適用が規定されている。**カテゴリA**は電極などを心臓区域内に挿入または接触し使用する医用室が対象であり、手術室、ICU、CCU、NICU、心臓カテーテル室が適応である。**カテゴリB**は電極などを体内に挿入または接触し使用するが、心臓には適用しない体内処理、外科処置などを行う医用室が対象であり、GCU、SCU、RCU、MFICU、HCU、回復室、救急処置室、人工透析室、内視鏡室などが適応である。**カテゴリC**は電極などを使用するが、体内に適用することのない医用室が対象であり、LDR室、分娩室、未熟児室、MRI室、X線検査室、ESWL室、などが適応である。**カテゴリD**は患者に電極などを使用することのない医用室が対象であり、病室、診療室、検査室、処置室などが適応である。

非常電源は一般非常電源、特別非常電源、瞬時特別非常電源に分類され、**交流無停電電源装置（UPS）は瞬時特別非常電源に含まれる。非常電源のコンセントの外郭は赤色**とすることになっている。ただし、UPSのコンセントの外郭は緑色も許容されている。

カテゴリ	医用接地方式		非接地配線方式	非常電源	
	保護接地	等電位接地		一般／特別	瞬時特別
A	○	○	○	○	○
B	○	＋	○	○	＋
C	○	＋	＋	○	＋
D	○	＋	＋	＋	＋

○：設けなければならない　　＋：必要に応じて設ける

a. 連続運転時間は10時間以上と規定されている。
b. 立ち上がり時間は10秒以内と規定されている。
c. UPSのコンセントの外郭は緑色も許容されている。
d. 瞬時特別非常電源の立ち上がり時間は0.5秒以内と規定されている。
e. カテゴリBに分類されており、一般または特別非常電源の適用が規定されている。

[正解　1]

<文献>

篠原一彦ほか　編：臨床工学講座　医用機器安全管理学. 医歯薬出版. 2011. P69～77

◆ 過去5年間に出題された関連問題

[21回-午前-問題80]　[23回-午前-問題41]　[24回-午前-問題41]

【25回-午前-問題41】 医療機器の保守点検に**含まれない**のはどれか。（医用機器安全管理学）
1．清　掃
2．校　正
3．滅　菌
4．消耗品の交換
5．オーバーホール

◆　キーワード

保守点検　修理　オーバーホール

◆　解説

　医療機器の保守点検および修理に関しては医療法や薬事法で規定されている。

　保守点検：清掃、校正（キャリブレーション）、消耗品の交換等をいうものであり、故障等の有無にかかわらず、解体の上点検し、必要に応じて劣化部品の交換等を行う**オーバーホールを含まない**ものであること。

　修理：故障、破損、劣化等の箇所を本来の状態・機能に復帰させること（当該箇所の交換を含む）をいうものである。オーバーホールは修理に含まれる。

1．清掃は保守点検に含まれる。
2．校正（キャリブレーション）は保守点検に含まれる。
3．医療機器に用いられる機材や器具の滅菌および消毒は保守点検に含まれる。
4．消耗品の交換は保守点検に含まれる。
5．オーバーホールは保守点検に含まれない。

［正解　5］

＜文献＞

篠原一彦ほか　編：臨床工学講座　医用機器安全管理学．医歯薬出版．2011．P2

◆　過去5年間に出題された関連問題

　［23回-午前-問題39］　［22回-午前-問題42］

[25回-午前-問題42] 高圧ガスボンベ内で液体であるのはどれか。(医用機器安全管理学)
a. 酸　素
b. 空　気
c. 窒　素
d. 亜酸化窒素
e. 二酸化炭素

1. a、b　　2. a、e　　3. b、c　　4. c、d　　5. d、e

◆ キーワード

医療ガス　高圧ガス容器　ボンベ　液体ガス

◆ 解説

　気体は温度を一定に保って加圧すると液体に変化（液化）する。ただし加圧によって液化が起こるのは**臨界温度**以下の場合で、臨界温度を超えるといくら加圧しても液化しない。臨界温度のときに液化させることのできる圧力を**臨界圧力**とよぶ。また、気体を一定の圧力に保って温度を下げていく場合にも液化が起こり、そのときの温度は沸点に等しい。臨界温度等は医療ガスの種類によって異なる。

	酸素	空気	窒素	亜酸化窒素	二酸化炭素
沸点(℃)	−183	−191.4	−195.8	−89.5	−78.2
臨界温度(℃)	−118.8	−140.7	−147.2	**36.5**	**31.0**
臨界圧力(気圧)	49.7	37.2	33.5	71.7	72.8

　高圧ガス容器（ボンベ）内の医療ガスが気体として存在するのか、それとも液体として存在するのかは、臨界温度による。酸素、空気、窒素の臨界温度は常温より低く、常温下においては、どんなに加圧しても液化することはない。二酸化炭素や亜酸化窒素の臨界温度は常温より高く、常温下で加圧すると液化する。液化が始まると気体の全てが液体になるまでボンベ内の圧力は変化しない。液化した医療ガスの残量はボンベ内のガス重量を測定することで把握できる。

a. 酸素はボンベ内で気体である。
b. 空気はボンベ内で気体である。
c. 窒素はボンベ内で気体である。
d. 亜酸化窒素はボンベ内で液体である。
e. 二酸化炭素はボンベ内で液体である。

[正解　5]

＜文献＞

篠原一彦ほか　編：臨床工学講座　医用機器安全化理学．医歯薬出版株式会社．2011．P79～83
阿竹　徹ほか　編：基礎科学コース　熱力学．丸善株式会社．2001．P2～9

◆ 過去5年間に出題された関連問題

[22回-午前-問題43]　[23回-午前-問題44]　[24回-午後-問題42]

[25回-午前-問題43] ある機器の点検作業を2人の点検者で分担して行った。2人の点検作業項目が異なり、かつ互いに独立している場合、点検作業全体の信頼度はどれか。ただし、2人の作業に対する信頼度はともに0.9とする。(医用機器安全管理学)

1. 0.45
2. 0.72
3. 0.81
4. 0.90
5. 0.99

◆ キーワード

信頼度　並列接続　直列接続

◆ 解説

点検者2人による各々の点検作業の信頼度をR_1及びR_2とした場合、システム全体の信頼度の合成は

直列系の場合（点検者2人の点検項目が異なり、かつ互いに独立している場合）

直列信頼度 $= R_1 \cdot R_2$

並列系の場合（点検者2人の点検項目が同じで、かつ互いに独立している場合）

並列信頼度 $= (R_1 + R_2) - R_1 \cdot R_2$　または　$1 - (1 - R_1)(1 - R_2)$

により求める。

2人の点検作業項目が異なり、かつ互いに独立しているので、ここでは直列系の信頼度の合成となる。したがって、2人の作業に対する信頼度がともに0.9の場合の点検作業全体の信頼度Rは

$$R = 0.9 \times 0.9 = 0.81$$

となる。

[正解　3]

<文献>

篠原一彦ほか　編：臨床工学講座　医用機器安全管理学．医歯薬出版．2011．P121

◆ 過去5年間に出題された関連問題

[19回-午後-問題34]　[20回-午前-問題88]　[23回-午前-問題44]
[24回-午前-問題44]

[25回-午前-問題44] 心電図記録中にハム雑音が重畳した場合の対応で**誤っている**のはどれか。
(医用機器安全管理学)
1．電源コードを誘導コードから離す。
2．患者を蛍光灯の真下から離す。
3．室温を調整する。
4．患者リードを束ねる。
5．金属ベッドを接地する。

◆ キーワード

心電計　ハム雑音

◆ 解説

商用交流雑音（ハム雑音）の原因として①抵抗性結合　②静電性結合　③電磁性結合などによるものがある。心電図記録における商用交流雑音対策を下記に示す。

・蛍光灯の真下に患者を配置しない。
・周囲の電源コードを患者から遠ざける。
・電源コードはできるだけ短く。
・壁からできるだけベッドを離す。
・誘導コードをまとめる。
・等電位接地を行う（医療機器、ベッド、シールドマットなど）。
・患者と併用機器の距離を離す。
・CMRRの大きな心電計を用いる。
・ラインフィルタを用いる。
・誘電コードや電源コードにシールドをする。

などである。

1．電磁誘導によるハム雑音の混入を防止できる。
2．蛍光灯は雑音源となる。
3．室温より湿度を50～60％程度と、あまり乾燥させないことがハム雑音の対策となる。
4．誘電コードを互いに離すと雑音が混入しやすいので誘電コードは束ねる。
5．機器、ベッド、シールドマットなどの接地はハム雑音対策となる。

[正解　3]

＜文献＞
篠原一彦ほか　編：臨床工学講座　医用機器安全管理学．医歯薬出版．2011. P111～113

◆ 過去5年間に出題された関連問題
該当なし

【25回-午前-問題45】 真空中に正電荷で帯電した半径 r の球形導体がある。
電界強度が最も大きい部分はどれか。(医用電気電子工学)

1. 導体の中心点
2. 導体の中心から $0.5r$ 離れた位置
3. 導体表面近傍で導体内の位置
4. 導体表面近傍で導体外の位置
5. 導体中心から $2r$ 離れた位置

◆ キーワード

導体の電荷分布　電界　電位

◆ 解説

帯電した導体の性質は以下の通りである。
　①導体内部には電荷は分布せず、導体表面に一様に分布する。
　②導体内部の電界は $0[V/m]$ となる。
　③導体のあらゆる部分は等電位となる。

　上記のような性質から、球形導体表面に一様に分布した電荷より、導体外部に対して電界が生じる。その方向は、帯電した電荷が正電荷であれば、表面から電束が出る方向、負電荷であれば電束を引き込む方向となる。電界強度は、導体表面からの距離が $0m$ 地点であれば無限大に等しい大きさとして扱い、その距離に応じて小さくなる。
　なお、球体導体中心からの距離が十分離れた地点からは、球形導体を点電荷として見なすことができ、その地点における電界強度は、導体中心からの距離の2乗に反比例する。

[正解　4]

<文献>
戸畑裕志ほか　編：臨床工学講座　医用電気工学2．医歯薬出版．2009．P32〜33, 41〜42
小野哲章ほか　編：臨床工学技士標準テキスト（第2版）．金原出版．2012．P123

◆ 過去5年間に出題された関連問題

該当なし

[２５回−午前−問題４６] 真空中で $10\mu C$ と $20\mu C$ の点電荷が 0.5m 離れている。この電荷間に働く力[N]はどれか。

ただし、$\dfrac{1}{4\pi\varepsilon_0} = 9\times10^9 Nm^2C^{-2}$ とする。（医用電気電子工学）

1. 0.45
2. 0.90
3. 3.6
4. 7.2
5. 36

◆ キーワード

静電気　クーロンの法則　静電力

◆ 解説

２つの電荷間に働くクーロン力（静電力）に関する問題である。

電荷間に働く静電力は、異極間では引き合う方向に、同極間では反発する方向に働く。その大きさは、電荷の積に比例し、電荷間距離の二乗に反比例する（クーロンの法則）。

真空中（真空誘電率 ε_0）に距離 r[m] 離れて電荷 $Q_1[C]$、$Q_2[C]$ が存在するとき、その電荷間に働く静電力 F[N] は、以下の式で表される。

$$F[N] = \frac{1}{4\pi\varepsilon_0} \times \frac{Q_1 \times Q_2}{r^2} \cong 9\times10^9 \times \frac{Q_1 \times Q_2}{r^2}$$

問題条件を上式に当てはめると、

$$F = 9\times10^9 \times \frac{10\times10^{-6} \times 20\times10^{-6}}{(0.5)^2} = 7.2[N]$$

[正解　4]

＜文献＞

戸畑裕志ほか　編：臨床工学講座　医用電気工学２．医歯薬出版．2009．P6〜14

◆ 過去５年間に出題された関連問題

[２１回−午後−問題１]　[２３回−午前−問題４６]

[25回-午前-問題47] 1.5Vで充電した5μFのキャパシタに蓄えられたエネルギーでモーターを回したら5回転して止まった。同じキャパシタを6Vで充電して同じモーターを回したら何回転するか。
ただし、1回転するために必要なエネルギーは常に同じとする。(医用電気電子工学)
1. 5
2. 10
3. 20
4. 40
5. 80

◆ キーワード

キャパシタ　静電エネルギー　W=1/2CV²

◆ 解説

キャパシタ（コンデンサ）に蓄えられる静電エネルギーに関する問題である。

静電容量C[F]のキャパシタに電圧V[V]を加えるとき、キャパシタに蓄えられる静電エネルギーW(J)は次式の通りとなる。

$$W(J) = \frac{1}{2}CV^2$$

問題のC＝5μF、V＝1.5Vを上式に当てはめると、

$$W_1(J) = \frac{1}{2} \times (5 \times 10^{-6}) \times (1.5)^2 = \frac{45}{8} \times 10^{-6} = \frac{45}{8}\mu J$$

このエネルギーW_1はモーター（電動機）を5回転させることができる能力となる。

次に、同キャパシタをV＝6Vで充電するときは、以下のエネルギーW_2が蓄えられる。

$$W_2(J) = \frac{1}{2} \times (5 \times 10^{-6}) \times (6.0)^2 = 90 \times 10^{-6} = 90\mu J$$

結果、W_2はW_1に対して、16倍のエネルギーとなり（電圧値が4倍となっているため、静電エネルギーは電圧の二乗に比例し、16倍大きくなる）、モーターを回転させる能力も16倍向上する。

したがって、W_2は5回転×16倍＝80回転させる能力として換算できる。

[正解　5]

＜文献＞
戸畑裕志ほか　編：臨床工学講座　医用電気工学2．医歯薬出版．2009．P97～99

◆ 過去5年間に出題された関連問題
該当なし

[２５回-午前-問題４８] 起電力1.5V、内部抵抗1.0Ωの電池を5個並列に接続した電源に1.0Ωの負荷抵抗をつないだとき、負荷抵抗に流れる電流値[A]はどれか。（医用電気電子工学）

1. 0.50
2. 0.75
3. 1.00
4. 1.25
5. 1.50

◆ キーワード

電池の内部抵抗　電池の並列接続　オームの法則

◆ 解説

　同じ起電力E[V]をもつ電池を並列接続して使用するとき、起電力または電圧値はあくまでE[V]一定として保たれる。一方、回路に流れる電流は、電流源が複数個存在する状態として捉えることができ、各々の電池から均一な電流が配給される（あくまで、内部抵抗も均一である条件下で成立）。

　したがって、設問における回路（図a）は、図bと等価である。

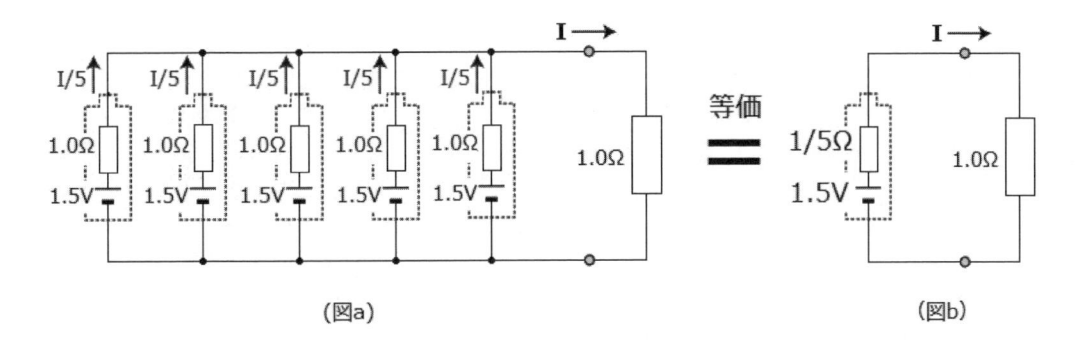

（図a）　　（図b）

　5つの同能力の電池を並列合成した電池は、合成起電力1.5V、合成内部抵抗0.2Ω（1Ωを5つ並列接続した合成抵抗1/5Ωに等しい）の存在となり、それを負荷抵抗1Ωに接続したとき、回路全体に流れる電流Iはオームの法則に従い、次式となる。

$$I = \frac{1.5V}{(0.2+1)\Omega} = \frac{1.5}{1.2} = 1.25(A)$$

［正解　4］

＜文献＞

　戸畑裕志ほか　編：臨床工学講座　医用電気工学1．医歯薬出版．2009．P56～62

◆ 過去5年間に出題された関連問題

　［２０回-午後-問題3］　　［２４回-午後-問題５２］

[２５回−午前−問題４９] 図の回路の合成キャパシタンス[μF]に最も近いのはどれか。（医用電気電子工学）

1. 0.42
2. 0.52
3. 2.4
4. 4.5
5. 10

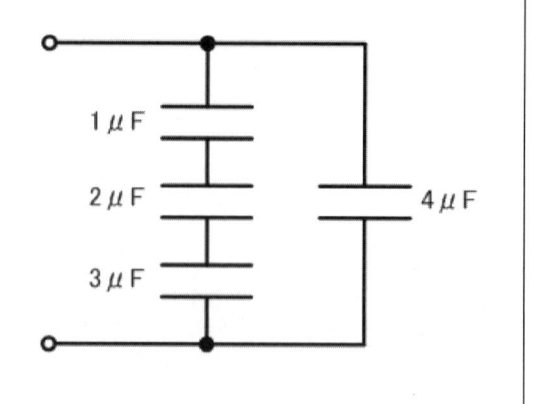

◆ キーワード

静電容量の合成

◆ 解説

静電容量の合成に関する問題である。

コンデンサ（キャパシタ）は、電気回路において電荷を蓄えるバケツのような存在である。並列接続では、それぞれ独立して電荷量を蓄えることができるが、直列接続では、電流により運ばれてくる電荷が一定量のため、接続されたすべてのコンデンサに均一な電荷量が蓄積される。仮に n 個のコンデンサを並列あるいは直列接続したときの合成静電容量を C_p[F]、C_s[F]とすると次式が成立する。

$$並列合成\, C_p[F] = C_1 + C_2 + \cdots + C_n、\qquad 直列合成\, C_s[F] = \frac{1}{\dfrac{1}{C_1} + \dfrac{1}{C_2} + \cdots + \dfrac{1}{C_n}}$$

問題において、回路左側は、1μF、2μF、3μF の直列接続のため、その合成容量は以下の通り。

$$\frac{1}{\dfrac{1}{1\mu F} + \dfrac{1}{2\mu F} + \dfrac{1}{3\mu F}} = \frac{1}{\dfrac{6+3+2}{6\mu F}} = \frac{6}{11}\mu F$$

さらに、その直列合成容量と右側コンデンサ4μFは並列な関係のため、回路全体の合成容量Cは、

$$C = \left(\frac{6}{11} + 4\right)\mu F \cong 4.5\mu F$$

[正解 4]

<文献>

戸畑裕志ほか　編：臨床工学講座　医用電気工学２．医歯薬出版．2009．P93〜95

◆ 過去５年間に出題された関連問題

[２１回−午後−問題４]

【25回−午前−問題50】 正しいのはどれか。(医用電気電子工学)
1．半導体の抵抗は温度とともに高くなる。
2．p形半導体の多数キャリアは電子である。
3．シリコンにリンを加えるとp形半導体になる。
4．トランジスタは能動素子である。
5．理想ダイオードの逆方向抵抗はゼロである。

◆ キーワード

半導体物性　p形半導体　n形半導体　トランジスタ　ダイオード

◆ 解説

　半導体物性やその代表素子であるトランジスタ、ダイオードの基本事項を問う問題である。過去の国家試験においても、同様の問題が出題されている。半導体の温度特性（金属との違いを含む）、p形・n形半導体の区別、キャリアについての基本事項、その内容を踏まえたダイオードおよびトランジスタの構造・動作原理について、十分な理解をしておく必要がある。

1．一般的に、半導体は温度上昇に伴い抵抗率が低下する。熱エネルギーを吸収することによって半導体内部でキャリアの発生が促進されることに起因する。
2．p（ポジティブ）形半導体は、4価原子に3価原子を微量に混入し結晶化したものであり、正電荷として振る舞う正孔（ホール）を多数キャリアとする。
3．半導体原子の代表である4価原子のシリコンに5価原子のリン（第15族）を微量に混入し結晶化した半導体はn（ネガティブ）形半導体となる。多数キャリアは負電荷の自由電子である。
4．トランジスタは外部からの電源供給により動作し、主に信号増幅やスイッチングに用いられる能動素子である。
5．ダイオードに対する逆方向バイアスはpn接合間の空乏層を広げることになり、接合間のキャリア移動を妨げ、電流がほとんど流れない。そのため、理想ダイオードにおける逆方向抵抗は、無限大（電流が全く流れない存在）として扱う。

[正解　4]

<文献>
　中島章夫　編：臨床工学講座　医用電子工学．医歯薬出版．2011．P1〜11，P13〜16

◆ 過去5年間に出題された関連問題
　[21回−午後−問題13]　[22回−午後−問題51]　[24回−午前−問題52]

[25回-午前-問題51] 図の構造を持つ電子デバイスはどれか。（医用電気電子工学）

1. バイポーラトランジスタ
2. MOS-FET
3. 接合形FET
4. サイリスタ
5. フォトダイオード

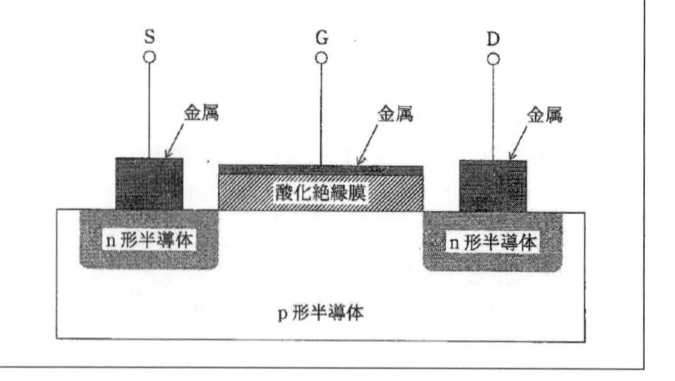

◆ キーワード

ダイオード　トランジスタ　FET　サイリスタ

◆ 解説

　構造から各種半導体デバイスを判断する問題である。図は、MOS-FET（nチャンネル）の構造を示している。少なからず、半導体素子の大半はp形半導体とn形半導体の組み合わせで構成される。

　MOS構造とは、上記図におけるゲート（G）端子の構造そのものであり、**金属（Metal）-酸化物（Oxide）-半導体（Semiconductor）** の頭文字をとった略称である。実際、酸化膜には絶縁体である二酸化ケイ素（SiO_2）が用いられ、MOS-FETはゲートからの電圧印加により酸化膜下の半導体中に静電的にチャネルを形成し、ソース（S）－ドレイン（D）間の電流制御を行うものである。MOS構造は、絶縁体膜を介すことから、ゲートを入力した場合に入力インピーダンスの非常に高い回路を実現でき、電力消費も小さい特徴をもつ。

1. バイポーラトランジスタは、pnpまたはnpnサンドイッチ構造の3端子素子である。
3. 接合形FETはJ-FET（ジャンクションFET）とも呼ばれ、ゲート端子の構造がpn接合で構成されるFET（電界効果形トランジスタ、またはユニポーラトランジスタ）の一種である。
4. サイリスタ（SCR、シリコン制御整流素子）は、pnpn構造をもつ半導体素子で、主に電力調整やスイッチングに用いられる3端子素子である。
5. 用途別各種ダイオードが存在するが、いずれも基本構造はpn接合による2端子素子である。

[正解　2]

<文献>

戸畑裕志ほか　編：臨床工学講座　医用電子工学．医歯薬出版．2011．P90～92

◆ 過去5年間に出題された関連問題

　該当なし

[25回-午前-問題52] 図Aの回路における端子電圧 V と電流 I の関係を図Bに示す。この電池に 2.5Ω の負荷抵抗を接続したとき、電流 $I[A]$ はどれか。
ただし、図Aの点線内は電池の等価回路である。(医用電気電子工学)

1. 0.3
2. 0.4
3. 0.5
4. 0.6
5. 0.7

図A　図B

◆ キーワード

電池の内部抵抗　開放電圧

◆ 解説

内部抵抗 r をもつ電池（起電力 E）を負荷抵抗 R に接続するとき、r と R の関係は直列接続となり、回路に流れる電流 I および負荷抵抗に加わる電圧 V_R（問題における V）は、以下の式で表すことができる。

$$I = \frac{E}{r+R} \quad \cdots ① , \quad V_R = E - rI = E - \frac{r}{r+R} \cdot E = \left(\frac{R}{r+R}\right) \cdot E \quad \cdots ②$$

問題において、図Bの代表点 $(I,V)=(0A, 1.5V)$ に着目する。電流が0ということは、回路が開放状態（または無限大に等しい抵抗が接続されている状態）であることを示しており、その際の端子電圧は**開放電圧**と呼ばれ、その値はこの電池がもつ起電力 E に他ならない（E=1.5V）。

次に、代表点 $(I,V)=(0.6A, 1.2V)$ に着目すると、上式②の関係から r が求まる。

$$1.2 = 1.5 - r \times 0.6 \rightarrow r = \frac{0.3}{0.6} = 0.5\Omega$$

問題では、この電池に 2.5Ω の負荷抵抗を接続するため、回路は電源 1.5V、合成抵抗 3.0Ω（=0.5+2.5）の回路となり、回路電流 I はオームの法則により①式に従う。

$$I = \frac{1.5}{0.5+2.5} = 0.5A$$

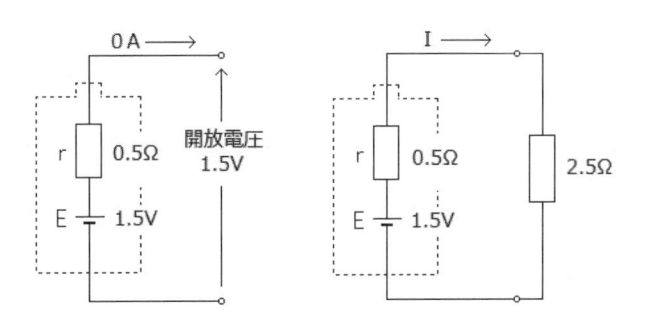

[正解　3]

<文献>

戸畑裕志ほか　編：臨床工学講座　医用電気工学2．医歯薬出版．2009．P56～62

◆ 過去5年間に出題された関連問題

[20回-午後-問題3]　[24回-午後-問題52]

[25回-午前-問題53] 図の回路で V_a が20mVのとき、V_i[mV]と V_o[mV]の正しい組合せはどれか。ただし、Aは理想演算増幅器とする。(医用電気電子工学)

1. $V_i = -2$、$V_o = -400$
2. $V_i = -1$、$V_o = -200$
3. $V_i = -1$、$V_o = 200$
4. $V_i = 2$、$V_o = 200$
5. $V_i = 2$、$V_o = 400$

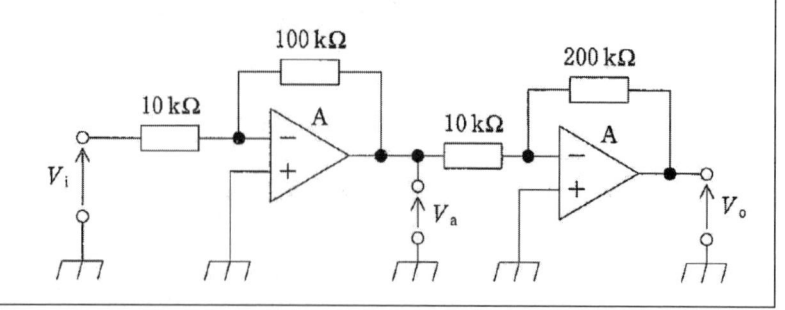

◆ キーワード

演算増幅器（オペアンプ）　反転増幅回路

◆ 解説

問題は、理想演算増幅器で構成した反転増幅回路を2段接続した回路である。

理想演算増幅器にて構成した反転増幅回路に関する基本事項は以下の通りである（右図も参照）。

①入力端子間はイマジナリー・ショート（またはバーチャル・ショート）により等電位となるため、反転端子電位は0V

②オペアンプの入力抵抗は無限大のため、入力電流は R_i から反転端子（電位0V地点）をさらに通過し、帰還抵抗 R_f に流れる。

入力電圧を v_i、出力電圧を v_o とおくと、

$$i = \frac{v_i - 0}{R_i} = \frac{0 - v_o}{R_f} \rightarrow \frac{v_o}{v_i} = -\frac{R_f}{R_i}$$

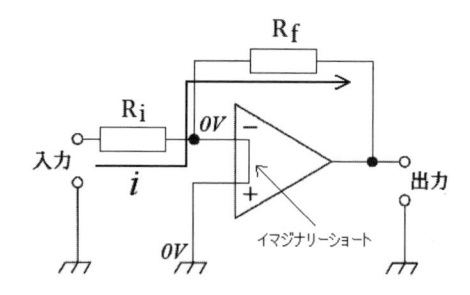

問題の回路は、1段目反転増幅回路において、入力信号 V_i が（−100k/10k）=−10倍に増幅され、その中間信号として $V_a = 20$mVが得られる。さらに、V_a は2段目の反転増幅回路で（−200k/10k）=−20倍に増幅され出力 V_o が取り出されることになる。

その入出力の関係は、以下の通り。

$V_i = \underline{-2\text{mV}} \rightarrow (-10倍) \rightarrow V_a = 20\text{mV} \rightarrow (-20倍) \rightarrow V_o = \underline{-400\text{mV}}$

[正解　1]

<文献>

中島章夫　編：臨床工学講座　医用電子工学．医歯薬出版．2011．P102〜107

稲岡秀検ほか　著：臨床工学技士のための基礎電子工学．コロナ社　2010．P43〜47

◆ 過去5年間に出題された関連問題

該当なし

[25回−午前−問題54] 図の回路はどれか。
　ただし、Aは理想演算増幅器とする。（医用電気電子工学）
1．積分回路
2．微分回路
3．反転増幅回路
4．非反転増幅回路
5．差動増幅回路

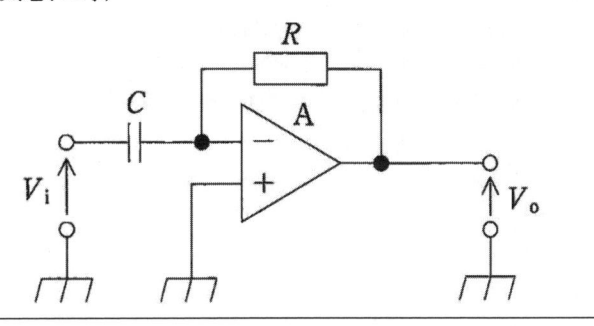

◆　キーワード

演算増幅器（オペアンプ）　微分回路　積分回路

◆　解説

　図の回路は演算増幅器を用いた微分回路である。下図を用いて説明すると、まず、理想演算増幅器の入力端子間は**イマジナリーショート（仮想短絡）**により、電位差0V（等電位）の状態となり、入力側コンデンサCと帰還抵抗R間の反転端子地点は**0V**の電位となる。また、**理想演算増幅器の入力インピーダンスは無限大**となるため、コンデンサCの充電を行う電流iは、演算増幅器に流れ込むことはなく、すべて0Vの電位点を通過し、さらに電位の低い（マイナス電位）帰還抵抗R側に流れる。

　一方、コンデンサに蓄えられる電荷量Qは、静電容量Cと電圧v_iの積で表され、時間当たりの電荷移動量が電流iに相当する（iはQの微分量）。

$$Q = C \times v_i$$

$$i = \frac{\Delta Q}{\Delta t} = \frac{dQ}{dt} = C\frac{dv_i}{dt}$$

この電流が帰還抵抗Rに流れるため、出力電圧は以下の式で表される。

$$0 - v_o = R \times i$$

$$v_o = -R \times i = -RC\frac{dv_i}{dt}$$

このように、出力電圧が入力電圧の微分値に比例した結果となることから、微分回路として利用される。

[正解　2]

<文献>

中島章夫　編：臨床工学講座　医用電子工学．医歯薬出版．2011．P112〜114
稲岡秀検ほか　著：臨床工学技士のための基礎電子工学．コロナ社．2010．P62〜65

◆　過去5年間に出題された関連問題

　[21回−午後−問題16]　[22回−午前−問題55]　[24回−午後−問題53]

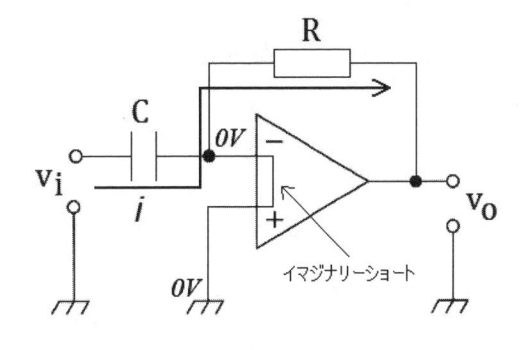

【25回―午前―問題55】 振幅変調（AM）において変調波が1〜2kHzの周波数帯域を持つ信号で搬送波の周波数が1,000kHzであるとき、被変調波の側波について正しいのはどれか。（医用電気電子工学）

a. 上側波帯の最高周波数は1,002kHzである。
b. 上側波帯の最低周波数は1,000kHzである。
c. 下側波帯の最高周波数は998kHzである。
d. 下側波帯の帯域幅は2kHzである。
e. 上・下側波帯の周波数スペクトルは対称である。

1. a、b　　2. a、e　　3. b、c　　4. c、d　　5. d、e

◆ キーワード

振幅変調（AM）　搬送波　上側波帯　下側波帯　周波数スペクトル

◆ 解説

振幅変調（AM：Amplitude Modulation）は、搬送波（周波数 f_c）の振幅に目的信号（周波数 f_s）を乗せる変調方式である。被AM変調波のもつ周波数スペクトルは、搬送波周波数 f_c と、f_c を中心としてその前後に信号周波数 f_s 成分だけ正負方向にシフトした周波数帯（$f_c \pm f_s$）となる（**側波帯**と呼ぶ）。

周波数帯域が $f_{s\,min} \sim f_{s\,max}$ である信号波に対する被AM変調波周波数スペクトルは、下図の通り、搬送波 f_c と、搬送波を中心に上側波帯（$f_c+f_{s\,min}$）〜（$f_c+f_{s\,max}$）、下側波帯（$f_c-f_{s\,max}$）〜（$f_c-f_{s\,min}$）となり、この変調による占有周波数帯域幅は $2 \times f_{s\,max}$ の範囲となる（f_c から $\pm f_{s\,max}$ 分の帯域幅）

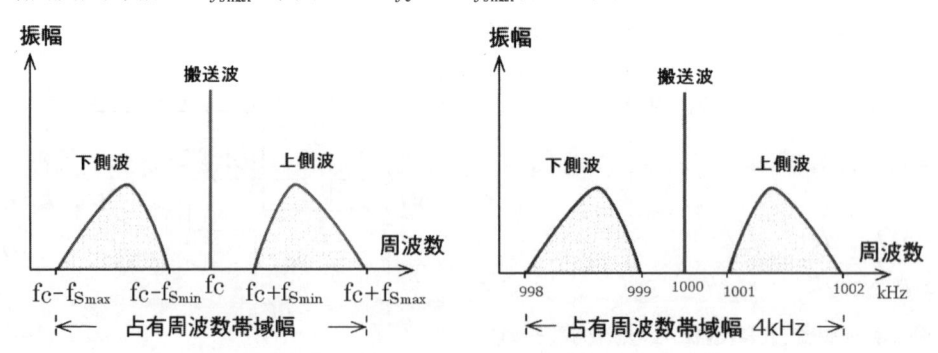

問題では、周波数帯域が1k〜2kHzの変調波を1000kHzの搬送波にて振幅変調しているので、上側波帯域1001k〜1002kHz、下側波帯域998k〜999kHz、占有周波数帯域幅4kHz（998k〜1002kHz）となる。

a. 上側波帯の最高周波数は1002kHz（搬送波1000kHz＋変調波最高周波数2kHz）である。
b. 上側波帯の最低周波数は1001kHz（搬送波1000kHz＋変調波最低周波数1kHz）である。
c. 下側波帯の最高周波数は999kHz（搬送波1000kHz−変調波最低周波数1kHz）である。
d. 占有周波数帯域幅は4kHz（998k〜1002kHz）となる。
e. 上・下側波帯の周波数スペクトルは搬送波を境に左右対称となる。

[正解　2]

<文献>

中島章夫　編：臨床工学講座　医用電子工学．医歯薬出版．2011．P223〜228

◆ 過去5年間に出題された関連問題

［21回―午後―問題19］　［22回―午前―問題56］　［23回―午後―問題54］
［24回―午後―問題55］

[25回-午前-問題56] 読み取りのみに用いるのはどれか。(医用電気電子工学)
1．CD-ROM
2．USB メモリ
3．DVD-RW
4．光磁気ディスク
5．ソリッドステートドライブ（SSD）

◆ キーワード

コンピュータ　記憶装置　ROM　RAM

◆ 解説

　コンピュータの5大基本構成（入力装置・出力装置・記憶装置・演算装置・制御装置）のうち、記憶装置に関する設問である。

　記憶装置には、情報の読み出しのみを行うことができるものと、読み書きができるものがある。読み出し専用の記憶装置はROM（Read Only Memory）と呼ばれ、電源からのエネルギー供給がなくても情報が消滅しないため、不揮発性の記憶装置である。ROM とは対照的に読み書きが可能な揮発性の記憶装置は RAM（Random Access Memory）と呼ばれる。

　PC データの運搬用に用いられる USB メモリ、ディジタルカメラや携帯情報端末の外部記憶として用いられる SD カード、ハードディスクに代わる主要補助記憶装置として利用される SSD 等のフラッシュメモリはROM として構成されているが、EEPROM（Electrically Erasable Programmable Read Only Memory）と呼ばれる電気的に記憶内容を書き換えることができる ROM であるので注意したい。

1．CD-ROM は書き換えができない読み取り専用である。
2．USB メモリは EEPROM と呼ばれる書き換え可能な ROM で構成される。
3．CD-RW や DVD-RW は光学的に再書き込みが可能な ROM である。
4．MO（Magnet Optical disk）と呼ばれる光磁気ディスクは、レーザ光と磁気を利用して情報を読み書きできるディスクである。
5．SSD も EEPROM と呼ばれる書き換え可能な ROM で構成される。

［正解　1］

＜文献＞

菊地　眞ほか　編：臨床工学講座　医用情報処理工学．医歯薬出版．2010．P53～55, P62～66
安藤明之　著：最新情報処理概論．実教出版．2012．P39

◆ 過去5年間に出題された関連問題

［21回-午後-問題26］　［22回-午後-問題57］　［23回-午前-問題59］
［24回-午前-問題58］　［24回-午後-問題56］

[25回-午前-問題57] オペレーティングシステムで**ない**のはどれか。（医用電気電子工学）
1. Linux
2. Excel
3. UNIX
4. Android
5. Windows7

◆ キーワード

オペーレーティングシステム（OS）

◆ 解説

　オペレーティングシステム（OS）とは、PCやワークステーションなど多目的（汎用）のコンピュータにおいて、さまざまなアプリケーションプログラムを管理し、ファイルや入出力装置を制御するためのシステムソフトウェアである。現在では、PCやワークステーション以外にもスマートフォンやタブレット端末を制御する様々なOSが利用さている。

　OSには以下のようなものがある。

　Windows、MacOS、Linux、MS-DOS、UNIX、Android、iOS　など

1. UNIX系OSの一つ。オープンソース（ソフトウェアソースコードが無償公開されており、誰でもそのソフトウェアの改良、再配布が行える）のソフトウェアであり、無償利用できる。
2. Microsoft社製の表計算用アプリケーションソフトのことでありOSではない。
3. サーバなどに使われることの多いワークステーション用代表OSである。
4. 現在スマートフォンやタブレット端末で広く利用されているOSである。
5. Microsoft社製の代表OS：Windowsシリーズの1つである。

［正解　2］

＜文献＞

菊地　眞ほか　編：臨床工学講座　医用情報処理工学. 医歯薬出版. 2010. P74
小野哲章ほか　編：臨床工学技士標準テキスト　第2版. 金原出版. 2012. P196

◆ 過去5年間に出題された関連問題
　［20回-午後-問題24］

[25回-午前-問題58] RGB各色を8bitで量子化した縦1,000画素、横1,000画素の画像のデータ量[byte]はどれか。
ただし、画像の圧縮やヘッダ情報の付加はないものとする。（医用電気電子工学）
1．1,000,000
2．3,000,000
3．8,000,000
4．10,000,000
5．24,000,000

◆ キーワード

情報量　画像データ　RGB　1byte＝8bit

◆ 解説

画像のデータ量は、「総画素数」と「1画素あたりのデータ量」の積で計算できる。

設問より、総画素数は1000×1000であり、1画素あたりのデータ量は8bit×3（RGB）である。ここで、RGBとは、赤（Red）・緑（Green）・青（Blue）の光3原色のことであり、カラー画像を構成する画素は、光3原色それぞれの階調度に応じたカラーコードによって扱われる。そのため、問題では1画素あたり24bitのカラーコードが割り当てられていると解釈できる。

設問では単位をbyteで求められているためbitをbyteへ変換する（1byte=8bit）と画像の総データ量は

総データ量[byte]＝1000×1000×8×3÷8
　　　　　　　　＝3,000,000

と計算できる。

[正解　2]

<文献>

中島章夫　編：臨床工学講座　医用電子工学．医歯薬出版．2009．P125～130
菊地　眞ほか　編：臨床工学講座　医用情報処理工学．医歯薬出版．2010．P20～24

◆過去5年間に出題された関連問題
[20回-午後-問題27]　[21回-午後-問題29]　[23回-午後-問題59]

[25回-午前-問題59] 図の回路に等価なのはどれか。(医用電気電子工学)
1. OR
2. AND
3. NOR
4. NOT
5. NAND

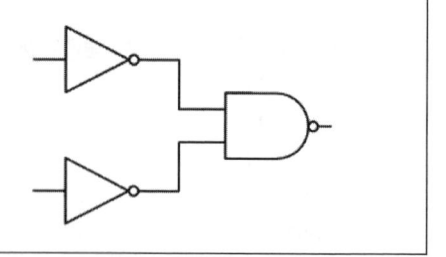

◆ キーワード

論理回路　組合せ回路　ド・モルガンの定理

◆ 解説

　論理素子を組み合わせた組合せ回路は、入力と出力の論理をまとめた真理値表を作成するとその動作がよくわかる。設問には2つの論理回路素子（NOT（否定）、NAND（否定論理積））が用いられているが、基本となる4つの論理記号（AND（論理積）、OR（論理和）、XOR（排他的論理和）、NOT）を正確に覚えておくことが正答への第一歩である。

　設問の回路の2つの入力をAとB、出力をXとして真理値表を作成すると、表のようになる。

表　設問回路の真理値表

入力		（中間推移）			出力
A	B	$\overline{A}$	$\overline{B}$	$\overline{A} \cdot \overline{B}$	$X = \overline{\overline{A} \cdot \overline{B}}$
0	0	1	1	1	0
0	1	1	0	0	1
1	0	0	1	0	1
1	1	0	0	0	1

　この真理値を示す論理はOR（論理和）であるから、正答は1．となる。

　また、論理回路を論理式（ブール代数）に置き換え、ド・モルガンの定理に基づく演算子の変換からも求めることができる。

$$\overline{\overline{A} \cdot \overline{B}} = \overline{\overline{A}} + \overline{\overline{B}} = A + B$$

［正解　1］

<文献>

菊地　眞ほか　編：臨床工学講座　医用情報処理工学．医歯薬出版．2010．P29〜39
安藤明之　著：最新情報処理概論．実教出版．2012．P52〜55

◆ 過去5年間に出題された関連問題
　［21回-午後-問題31］　［23回-午後-問題53］　［24回-午後-問題59］

[２５回-午前-問題６０] 論理式において $AB + A\overline{B} = 1$ となる条件はどれか。(医用電気電子工学)

1. $A=1$
2. $B=1$
3. A、B によらない
4. $A=0$、$B=1$
5. $A=0$、$B=0$

◆ キーワード

論理式　論理代数

◆ 解説

論理式の問題は論理代数の７大則を用いて簡単化することで解くことができる。以下に７大則を紹介する。

① 復帰則：$\overline{\overline{A}} = A$　　②べき等則：$A \cdot A = A$、$A + A = A$

③ 結合則：$(A+B)+C = A+(B+C)$、$(A \cdot B) \cdot C = A \cdot (B \cdot C)$

④ 分配則：$(A+B) \cdot C = (A \cdot B) + (A \cdot C)$、$(A \cdot B) + C = (A+B) \cdot (A+C)$

⑤ 吸収則：$A \cdot (A+B) = A$、$A + (A \cdot B) = A$

⑥ 相補則：$A + \overline{A} = 1$、$A \cdot \overline{A} = 0$

⑦ ド・モルガン則：$\overline{A+B} = \overline{A} \cdot \overline{B}$、$\overline{A \cdot B} = \overline{A} + \overline{B}$

これらの則から設問の論理式を変形すると、

$$\text{(左辺)}\ AB + A\overline{B} = A \cdot (B + \overline{B}) \quad \text{(⑤ 吸収則による)}$$
$$= A \cdot 1 \quad \text{(⑥ 相補則による)}$$
$$= A$$

以上より（左辺）$A = 1$（右辺）を満たす条件は１．となる。

[正解　１]

＜文献＞

菊地　眞ほか　編：臨床工学講座　医用情報処理工学．医歯薬出版．2010．P31
樺澤一之ほか　著：医科系学生のためのコンピュータ入門．共立出版．2005．P34

◆ 過去５年間に出題された関連問題

[２２回-午前-問題６１]　[２２回-午後-問題６０]　[２３回-午後-問題５８]

【25回-午前-問題61】 255g以下の質量を1g刻みで量子化するときに必要なビット数はどれか。(医用電気電子工学)
1. 4
2. 5
3. 6
4. 7
5. 8

◆ キーワード

量子化　ビット数

◆ 解説

設問中のキーワードを以下のように読みかえると、
　(255g以下の質量) 0～255gの範囲
　(1g刻みで量子化) 1g刻みの目盛りで表す
　(必要なビット数はどれか) 目盛りの数は最大でいくら必要か

「0～255gの範囲を1g刻みの目盛りで表すと目盛りの数は最大でいくら必要か。」

と読み取れる。
　0を含めると256の目盛りが必要であり、256を表すのに必要なbit数は8bit（$2^8=256$）となる。

[正解　5]

<文献>
中島章夫　編：臨床工学講座　医用電子工学. 医歯薬出版. 2009. P171～175

◆ 過去5年間に出題された関連問題
　[20回-午後-問題31]　[22回-午前-問題62]　[23回-午後-問題60]
　[24回-午後-問題60]

【２５回-午前-問題６２】 $e^{j\pi}$ に等しいのはどれか。（医用電気電子工学）

1. －1
2. 0
3. 1
4. －j
5. j

◆ キーワード

複素解析　オイラーの公式　極座標

◆ 解説

指数関数と三角関数の間に成り立つ等式の１つにオイラーの公式がある。この公式は複素解析を行う上で非常に重要な式となるのでぜひ覚えておきたい。

（オイラーの公式）　$e^{j\theta} = \cos\theta + j\sin\theta$　（j は複素数を表す）

これにより、設問では $\theta = \pi$ であるからこれを代入して、

$e^{j\pi} = \cos\pi + j\sin\pi$

$= -1 + j0$

$= -1$　　よって正答は１．となる。

別解として極座標系で考える方法を紹介する。

オイラーの公式を極座標系で示すと図のようになり、設問では $\varphi = \pi$ である。

このとき実数部は－1、虚数部は0となるため

$e^{j\pi} = -1$ を導くことができる。

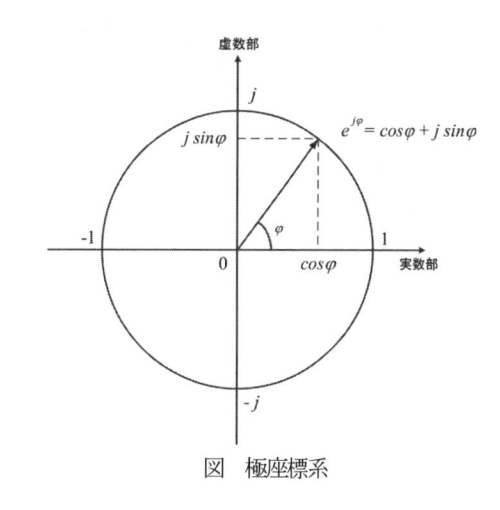

図　極座標系

［正解　１］

＜文献＞

戸畑裕志ほか　編：臨床工学講座　医用電気工学１．医歯薬出版．2009．P165〜166

◆ 過去５年間に出題された関連問題

［２２回-午後-問題５９］　［２４回-午後-問題６２］

[25回-午前-問題63] 酸素濃縮装置で正しいのはどれか。(生体機能代行装置学)
1．使用前の届出が必要である。
2．在宅酸素療法で使用できる。
3．電源がなくても使用できる。
4．連続使用できない。
5．20L/分を超える酸素投与が可能である。

◆ キーワード

吸着型酸素濃縮装置　膜型酸素濃縮装置

◆ 解説
　在宅酸素療法（HOT）における酸素供給装置には、酸素濃縮装置，液化酸素，酸素ボンベなどがある。
　酸素濃縮装置は、周囲の空気から窒素を取り除き、連続的に高濃度の酸素を供給する装置である。
（1）酸素濃縮装置の種類
　① **吸着型酸素濃縮装置**：アルミノ珪酸塩を主成分とする吸着剤ゼオライトを充填した2本の吸着筒を利用し、生産工程と再生工程を交互に行う**圧スイング法**で、空気中の酸素とアルゴン以外を吸着し、得られる**酸素濃度は約90%**であり、最大ガス流量は3〜4L/min である。
　　吸着型酸素濃縮装は、空気中の**水分も吸着する**ので、**加湿器が必要**である。
　　吸着筒は半永久的に使用でき、停電時以外は安定して酸素供給が可能である。
　② **膜型酸素濃縮装置**：酸素透過係数の大きい**高分子膜**を利用するが、得られる**酸素濃度は35〜40%**程度であり、最大ガス流量は約6L/min である。
　　膜型酸素濃縮装置は、空気中の水分は失われないので、加湿器は必ずしも必要とはしない。
　　高分子膜も消耗しないので**半永久的**に使用でき、停電時以外は安定して酸素供給が可能である。
（2）酸素濃縮装置の利点と欠点
　利点：操作が簡便である
　　　　安全性に優れている
　欠点：電源が必要である
　　　　予備のボンベを備えておく必要がある

1．使用前の届出は必要とはしないが、酸素濃縮装置の使用に際し、電気料金の一部助成を望む場合は、各市町村に利用助成申請書を提出することが必要となる。
2．酸素濃縮装置は在宅酸素療法に用いられる。
3．酸素濃縮装置は、家庭用の電源で作動し、大気中の酸素を濃縮する装置である。
4．停電さえなければ、長期に安定した供給ができる。
5．最大ガス流量は吸着型で3〜4L/min，膜型では約6L/min である。

[正解　2]

<文献>
　廣瀬　稔ほか　編：臨床工学講座　生体機能代行装置学　呼吸療法装置．医歯薬出版．2011．P80

◆ 過去5年間に出題された関連問題
　[20回-午後-問題36]

[25回-午前-問題64] 気管内吸引の合併症で**ない**のはどれか。（生体機能代行装置学）
1. 無呼吸
2. 無気肺
3. 低酸素血症
4. 気管支収縮
5. 頭蓋内圧低下

◆ キーワード

気管内吸引　合併症

◆ 解説

　2010年に新たに策定された、「臨床工学技士業務指針2010」には、医師の指示の下に人工呼吸器を装着した患者の喀痰などの吸引が追加され、これにより臨床工学技士業務に吸引操作が加わった。

　人工呼吸器装着患者は、健康時に行えている喀痰喀出が行えない。また、生体にとって異物である気管チューブを挿入していることにより、通常よりも痰量が増加する。そのため、人工呼吸器装着中の気道浄化は気道の解放性を維持し、換気量を維持するために重要なケアである。

気管吸引の適応
① 気管切開、気管挿管などの人工気道を用いている患者
② 患者自身で効果的な気道内分泌物の喀出が出来ない場合

気管吸引の合併症
① 気道粘膜などの損傷　② 低酸素血症　③ 肺コンプライアンス及びFRCの低下
④ 不整脈・心停止　　　⑤ 徐脈　　　　⑥ 血圧変動　　⑦ 呼吸停止　　⑧ 嘔吐
⑨ 気管支攣縮　　　　⑩ 不快感・疼痛　⑪ 院内感染　　⑫ 無気肺　　　⑬ 気胸
⑭ 頭部疾患（頭蓋内圧の上昇・脳内出血・脳浮腫憎悪）

1. 吸引操作中は無呼吸となるので、成人の場合の**吸引時間は10〜15秒**が目安である。
2. **吸引圧はおおよそ160〜200hPa（120〜150mmHg）** とされている。
3. 吸引操作の前後は、**用手的人工呼吸装置**により、十分な換気量を確保する必要がある。
4. 吸引刺激により気管支痙攣（＝気管支収縮）する。
5. 吸引時の刺激による咳嗽などで頭蓋内圧が上昇する。

[正解　5]

<文献>

廣瀬　稔ほか　編：臨床工学講座　生体機能代行装置学　呼吸療法装置．医歯薬出版．2011．P165〜168

◆ 過去5年間に出題された関連問題

該当なし

[２５回―午前―問題６５] 量規定換気でフロー30L/分、換気回数15回/分、吸気呼気比１：３のとき、1回換気量[mL]はどれか。（生体機能代行装置学）

1. 500
2. 600
3. 700
4. 800
5. 900

◆ キーワード

量規定換気　1回換気量

◆ 解説

量規定換気における1回換気量は、吸気流量と吸気時間を設定して次式によって求める方法がある。

　　　1回換気量 ＝ 吸気流量 × 吸気時間

フローが30L/分であるので、500mL/秒の吸気流量となる。
また、I/E比＝1:3、換気回数15回/分であるので、吸気時間は1秒、呼気時間は3秒となる。
よって

　　　1回換気量 ＝ 500mL × 1秒 ＝500mL

[正解　1]

＜文献＞
廣瀬　稔ほか　編：臨床工学講座　生体機能代行装置学　呼吸療法装置．医歯薬出版．2011．P133

◆ 過去５年間に出題された関連問題

該当なし

[２５回-午前-問題６６] 人工呼吸器関連肺炎で正しいのはどれか。（生体機能代行装置学）
1．カフ付気管チューブでは予防できない。
2．予防には呼吸回路を毎日交換する。
3．吸気ガスからの感染が最も多い。
4．閉鎖式吸引は予防に有効である。
5．人工呼吸開始24時間以内に発症する。

◆ キーワード

人工呼吸器関連肺炎　発症機序　予防方法　閉鎖式吸引

◆ 解説

　人工呼吸器関連肺炎（ventilator-associated pneumonia：VAP）は、「気管挿管による人工呼吸開始48時間以降に発症する肺炎」と定義され、人工呼吸器管理前には肺炎はないことが条件である。

発症機序　：侵入経路の殆どが経気道的であり、気管チューブの外側を介して声門下カフ上の口腔内貯留物が気管へ流入。人工呼吸によって気道末梢へ播種される。

臨床診断　：胸部X線異常陰影の出現、肺酸素能低下、炎症反応の亢進、膿性気道分泌物

治療方法　：早期に予想される病原菌に対する適切な抗菌薬投与。
　　　　　標準予防策が基本であり、気管挿管の回避、早期抜管、頭部挙上などを積極的に行う。

予防方法　：人工呼吸ハンドルの実施。①上体の挙上（30〜45度）、②鎮静薬の毎日の中断と抜管可否の評価、③消化性潰瘍の予防、④VTEなどの予防、基本は口腔ケア

1．カフ上部の貯留物を吸引する為に、側孔付きの気管内チューブを使用するのが望ましい。
2．呼吸回路の交換は危険因子に含まれる。予防には、明らかな汚染時に交換する。
3．侵入経路の殆どが経気道的なものである。
4．閉鎖式吸引カテーテルは飛沫感染を防ぎ、人工呼吸を中断せずに吸引できるが、VAPを減らすエビデンスは明確でない。
5．人工呼吸開始48時間以降に発症するものと定義されており、4日以内の早期VAPと5日以降の晩期VAPに分類される。

［正解　1］

＜文献＞

廣瀬　稔ほか　編：臨床工学講座　生体機能代行装置学　呼吸療法装置．医歯薬出版．2011．P170

◆ 過去5年間に出題された関連問題

［２２回-午後-問題６８］

[25回-午前-問題67] 大気圧下酸素治療と比較したときの3絶対気圧高気圧酸素治療の動脈血酸素について正しいのはどれか。
ただし、健常肺でヘモグロビン濃度は正常とする。(生体機能代行装置学)
1. 動脈血酸素分圧は変わらない。
2. 溶解型酸素量は変わらない。
3. 結合型酸素量は3倍に増加する。
4. 動脈血酸素含量は3倍に増加する。
5. 溶解型酸素量は結合型酸素量を上回ることはない。

◆ キーワード

高気圧酸素治療　溶解型酸素　結合型酸素　動脈血酸素含量

◆ 解説

動脈血に含まれる酸素量、**動脈血中酸素含有量（CaO_2）は結合型酸素量と溶解型酸素量の総和**である。
結合型酸素量は、赤血球中のヘモグロビン（Hb）と結合している酸素量をいい、次の関係式で示される。
結合型酸素量（vol%、mL/dL）＝ SaO_2 (%) ×Hb 量（g/dL）×1.39（mL/g）
溶解型酸素量は、血漿に溶け込む酸素量であり、ヘンリーの法則により次の関係式で示される。
溶解酸素量（vol%、mL/dL）＝ 0.003 × PaO_2 (mmHg)
よって、健常成人の場合のCaO_2は 0.98 (%) ×15（g/dL）×1.39（mL/g）≒ 20.4（vol%）となる。
ここで、大気圧下で純酸素を投与した場合と、3絶対気圧下で純酸素投与した場合とで、結合酸素量と溶解酸素量をみると

結合酸素量（大気圧下，純酸素投与）　　　：1.0 × 15 × 1.39 ≒ 20
結合酸素量（3絶対気圧下，純酸素投与）：1.0 × 15 × 1.39 ≒ 20
溶解酸素量（大気圧下，純酸素投与）　　　：100 × 0.003 ≒ 0.3
溶解酸素量（3絶対気圧下，純酸素投与）：2193 × 0.003 ≒ 6.6
　　　　　　　　　　　　　　※ 2193＝((760 × 3)-47)-40・・・肺胞気式　となる。

以上より、高気圧酸素治療は、主に血液中の溶解酸素量の増加により酸素含量を増加させる治療法であり、高い圧力と豊富な酸素量を利用して治療効果を期待するものである。

1. 3ATA では、((760 × 3)-47)-40＝2193(mmHg) と上昇する。
2. 3ATA の PaO_2 は 2193mmHg より 0.003 × 2193 ≒ 6.6(vol%)となり、約22倍となる。
3. 結合型酸素量は 1.0×15×1.39 ≒ 20.9(vol%)となる。僅かに上昇するだけである。
4. 3ATA では 1.39×15×1＋0.003×2193 ≒ 27.5(vol%)となり酸素含量は1.3倍にとどまる。
5. 結合型酸素量はヘモグロビン量と酸素飽和度に依存しており、高気圧酸素療法を施行しても酸素飽和度は100％を超える事はなく、効果は乏しい。

［正解　5］

<文献>
　廣瀬　稔ほか　編：臨床工学講座　生体機能代行装置学　呼吸療法装置. 医歯薬出版. 2011. P91〜94

◆ 過去5年間に出題された関連問題
　［23回-午後-問題66］　［24回-午前-問題66］

[２５回－午前－問題６８] 膜型人工肺で**誤っている**のはどれか。（生体機能代行装置学）
1．疎水性を持つ膜素材が使用される。
2．均質膜ではガスと血液とは非接触である。
3．シリコン膜は酸素よりも二酸化炭素の透過性が高い。
4．多孔質膜はシリコン膜よりも強度面で優れている。
5．複合膜は長時間使用すると血漿成分の漏出がある。

◆ キーワード

膜型人工肺　膜素材　均質膜　多孔質膜　複合膜

◆ 解説

　膜型人工肺の膜素材とその特徴を問う問題である。多孔質膜は疎水性であるが、長時間の使用による膜表面の親水化や血漿の表面張力の低下などにより血漿漏出が生じガス交換能が低下する。これを補うため多孔質膜の表面に気体透過係数の大きな材料をコーティングした複合膜などが考案されている。シリコンは気体透過係数が大きく均質膜として応用されたが、機械的強度に問題があると言われている。

2．均質膜には多孔質膜にみられるような微小孔がないため、ガスと血液は非接触である。
3．シリコン膜の気体透過係数はポリプロピレン膜の約300倍であり、二酸化炭素は酸素の5倍となっている。
5．複合膜は多孔質膜の欠点である血漿漏出を補うため、気体透過性の大きな材料を表面にコーティングしており、血漿成分の漏出はない。

［正解　5］

＜文献＞

見目恭一ほか　編：臨床工学講座　生体機能代行装置学　体外循環装置．医歯薬出版．2012．P37〜39

◆ 過去5年間に出題された関連問題

［２０回－午後－問題４７］　［２２回－午前－問題６９］　［２３回－午前－問題７０］
［２４回－午後－問題６８］

[25回-午前-問題69] 人工心肺による体外循環で**誤っている**のはどれか。（生体機能代行装置学）
1. 血糖値が低下する。
2. 血小板数が減少する。
3. 体温の低下によって至適灌流量は低下する。
4. 体温の低下によって混合静脈血酸素飽和度は増加する。
5. アルファスタット法による管理では脳血流は減少する。

◆ キーワード

体外循環　至適灌流量　混合静脈血　脳血流

◆ 解説

　人工心肺中の生体側の反応を問う問題である。近年は常温体外循環も採用されてはいるが、まだまだ低体温体外循環法が基本である。低体温を併用することで全身の酸素消費量を抑えることができるので、安全域を拡大させるというものである。全身の酸素消費量が多い常温の状態では、高灌流量を維持する必要があるため、人工肺の性能の限界点までの余裕が少ない状態で運転する必要がある。その結果、貯血槽の血液レベルの低下、回路内圧の上昇、溶血の増加などの不具合も出てくる。

1. 低体温により膵臓の機能が抑制され、インスリンの分泌低下から高血糖状態となる。
2. 希釈体外循環や人工物との接触による血小板の消費により血小板数は減少する。
3. 体温の低下により全身の酸素消費量が低下するため、灌流量（酸素供給量）を低くすることができる。
4. 体温の低下により全身の酸素消費量が低下するため、冷却前の灌流量（酸素供給量）が十分な状態であれば、右心系へは高い酸素飽和度の静脈血が還流してくる。それは末梢循環における酸素需要が酸素供給よりも少なくなっているためである。
5. アルファスタット法ではCO_2負荷を行わないので、体温の低下に伴ってPCO_2は低下しpHは上昇する。CO_2には血管拡張作用があるためPCO_2が低下すると血管が収縮し脳血流は減少する。

[正解　1]

＜文献＞
　見目恭一ほか　編：臨床工学講座　生体機能代行装置学　体外循環装置. 医歯薬出版. 2012. P103

◆ 過去5年間に出題された関連問題
　［23回-午前-問題71］　［24回-午前-問題71］

【25回-午前-問題70】 人工心肺用ローラポンプチューブの圧閉鎖調整で**誤っている**のはどれか。（生体機能代行装置学）
1．落差1mで調整する。
2．滴下速度は30～50滴/分とする。
3．過度の圧閉は溶血を増大させる。
4．不十分な圧閉は溶血を増大させる。
5．不十分な圧閉は逆流を発生させる。

◆ キーワード

ローラポンプ　圧閉鎖調整

◆ 解説

　遠心ポンプでは圧閉度調整は不要だが、ローラポンプでは必須となる。圧閉度調整が不十分な場合、流量が正確に表示できなくなったり、溶血の原因にもなる。JIS T1603 - 1995 人工心肺用電動式血液ポンプによると、落差1mで水または生理食塩水を用いた輸液セットの点滴筒の滴下速度が毎分5～10滴となるよう調節するとある。このJISが規定された時の輸液セットの滴下量は、15滴／mLであった。したがって5～10滴は0.33～0.66mLである。現在の標準輸液セットは20滴／mLであるため、およそ6～13滴と読み替える必要がある。

1．他に水柱の液面や回路内圧の降下速度で調整する施設もある。
2．落差1mで水または生理食塩水を用いて滴下速度が毎分6～13滴とする。
3．過度の圧閉は血球が押しつぶされてしまう。
4．不十分な圧閉は逆流により溶血が増大する。
5．不十分な圧閉は逆流により正確な流量が分からない。

［正解　2］

＜文献＞

見目恭一ほか　編：臨床工学講座　生体機能代行装置学　体外循環装置. 医歯薬出版. 2012. P27

◆ 過去5年間に出題された関連問題

　該当なし

[25回-午前-問題71] 人工心肺の操作で**誤っている**のはどれか。（生体機能代行装置学）
1．Pa_{O_2}は吹送ガス濃度の増減で調整する。
2．至適灌流量で体外循環を開始する。
3．大動脈遮断時には一時的に送血流量を下げる
4．心腔内圧の減圧はベント吸引によって行う。
5．離脱開始時には最初に脱血量を減少させる。

◆ キーワード

人工心肺操作　至適灌流量　大動脈遮断　離脱

◆ 解説

　代表的な体外循環中の血液ガスデータはpH 7.4(±0.05)、Pa_{O_2} 200〜300mmHg、Pa_{CO_2} 35〜45mmHgなどとなっている。体外循環は低流量から開始し、部分体外循環を挟んで至適灌流量（成人の灌流指数で2.2〜2.4）まで上げていく。遮断鉗子で上行大動脈を遮断する場合、送血流量を下げ灌流圧を50mmHg以下にすると遮断しやすくなり、さらに大動脈壁への負担の軽減にもなる。

　気管支動脈を流れる血液はそのまま左心系へ還流してくるので、心停止中は左室に充満し過伸展となる。これを防止するためにローラポンプによるベント吸引を行い減圧を図る。離脱操作に際しては、（最初に脱血量を減少させて）生体側へボリュームを負荷（中心静脈圧や左房圧が適正で動脈圧に注意）しながら血圧を出し、心収縮の様子を見て、送血と脱血の流量のバランスを維持しながら流量を下げて離脱する。

1．Pa_{O_2}の調整は吹送ガス濃度（Fi_{O_2}）で行い、Pa_{CO_2}の調整は吹送ガス流量で行う。
2．体外循環開始に際しては、脱血を開始し貯血槽の液面レベルの上昇で脱血が良好であることを確認して送血量を徐々に上げていく。
3．大動脈遮断解除時も同様の操作を行う。

［正解　2］

<文献>

見目恭一ほか　編：臨床工学講座　生体機能代行装置学　体外循環装置．医歯薬出版．2012．P73, P89

◆ 過去5年間に出題された関連問題
　［24回-午後-問題70］

[２５回-午前-問題７２] 心筋保護について正しいのはどれか。(生体機能代行装置学)
a. 阻血時間の延長を目的としている。
b. 血液を併用した心筋保護液がある。
c. 化学的心停止は高カルシウムが基本である。
d. 心筋保護液は大動脈遮断前に注入される。
e. 逆行性注入は冠静脈洞から行われる。

1. a、b、c   2. a、b、e   3. a、d、e   4. b、c、d   5. c、d、e

◆ キーワード

心筋保護　阻血時間　冠静脈洞　逆行性注入

◆ 解説

　心筋保護は虚血時間の安全限界の延長を目的としたものである。心筋保護法の種類には、晶質液性心筋保護法と血液併用心筋保護法がある。晶質液性心筋保護法に使用する心筋保護液には、細胞内液組成（GIK液）と細胞外液組成（St.Thomas液）などがある。血液併用心筋保護法に使用する心筋保護液は人工心肺血をベースにするが、血液による酸素運搬能、緩衝能力、膠質浸透圧の増大、適量の基質などの作用が加わり、良好な心筋保護効果が得られる。心筋保護液は通常、高カリウム、低温が基本であり、付加的保護物質は各施設で異なるが、概ね心筋の細胞障害を防止する目的で添加されている。投与方法は、大動脈遮断後、大動脈起始部から套管針を介して注入される順行性注入、大動脈弁閉鎖不全症が存在する場合の選択的順行性注入、冠静脈洞から注入される逆行性注入などがある。投与間隔は、一定の間隔（20分〜30分）を空けて注入される間欠的注入、連続して注入される連続注入などがある。

c. 高カリウム液による心停止が基本である。
d. 心筋保護液だけを冠動脈に100%灌流するには大動脈を遮断しなければならない。
e. 冠静脈洞からの注入に際しては、冠静脈損傷に注意してカニューレ先端圧が40mmHgを越えないようにする。

[正解　2]

<文献>
見目恭一ほか　編：臨床工学講座　生体機能代行装置学　体外循環装置. 医歯薬出版. 2012. P125

◆　過去5年間に出題された関連問題
　[２１回-午後-問題５２]

【２５回－午前－問題７３】 人工心肺中の空気塞栓の原因で**誤っている**のはどれか。（生体機能代行装置学）
1. 脱血回路からの大量の空気混入
2. 貯血槽内の血液レベルの低下
3. 膜型肺における血漿漏出
4. 送血ポンプ流入側回路の破損
5. 左室ベントの過剰な吸引

◆ キーワード

人工心肺　空気塞栓

◆ 解説

　人工心肺中の空気塞栓に関して、通常の人工心肺では直ちに対処すべきものばかりである。それでも気づかず放置し続ければ送血回路内へ空気を引き込み、結果的に生体側へ空気を送り込んでしまう可能性がある。

1. 脱血回路からの大量の空気混入はしばしば見られる。吸引補助脱血法ではそれほど問題とはならないが、落差脱血法では脱血不能に陥り、補液や送血量を下げなければ急激に血液レベルが低下して送血回路内へ空気を送り込むことになる。
2. 貯血槽の血液レベルの低下の原因には、脱血回路への大量の空気混入、脱血回路の屈曲、術野での大量出血、血管外への水分のシフト、大量の尿量などが挙げられる。
3. 膜型肺における血漿漏出は酸素加のための有効膜面積を減少させる。
4. 送血ポンプ流入側回路の破損は通常では考えられないが、貯血槽を電動リフトで上昇させたことでポンプと接続していたチューブが抜けるというシチュエーションであろうか。この場合、ローラポンプであれば送血回路内へ空気を強制的に送り込み空気塞栓の原因となりうる。
5. 左室ベントの過剰な吸引は空気を引き込む原因となる。

［正解　３］

＜文献＞

見目恭一ほか　編：臨床工学講座　生体機能代行装置学　体外循環装置．医歯薬出版．2012．P206

◆ 過去５年間に出題された関連問題

　　［２０回－午後－問題５６］　［２２回－午前－問題７４］　［２４回－午後－問題７３］

【25回-午前-問題74】 血液浄化の原理で**誤っている**のはどれか。(生体機能代行装置学)
1. 吸　着
2. 浸　透
3. 拡　散
4. 濾　過
5. 分　解

◆ キーワード

拡散　濾過　吸着　浸透

◆ 解説

　血液浄化療法には、血液透析，血液濾過，血液透析濾過，腹膜透析および各種アフェレシス（血漿交換，血液吸着，血漿吸着）などのさまざまな治療法がある。

1. 直接血液から薬物，毒素，エンドトキシン，β_2ミクログロブリンなどを吸着除去する血液吸着療法や、血漿からLDL，ビリルビン，免疫複合体などを吸着除去する血漿吸着療法では、**吸着**が血液浄化の原理となっている。
2. 腹膜透析において、透析液の浸透圧を高くして水を除去する原理が**浸透**である。
3. 血液透析における物質移動は、**拡散**と**限外濾過**の原理によるものである。
4. **濾過**は、血液透析における物質除去の原理でもあり、血液濾過，二重膜濾過血漿交換，血漿吸着における血漿分離などの分離の原理でもある。
5. 分解の原理を用いる血液浄化法はない。

［正解　5］

＜文献＞

　竹澤真吾ほか　編：臨床工学講座　生体機能代行装置学　血液浄化療法装置．医歯薬出版．2012．P1～2

◆ 過去5年間に出題された関連問題

　［20回-午後-問題58］　［21回-午後-問題58］　［22回-午前-問題75］
　［23回-午前-問題76］

【２５回-午前-問題７５】 ダイアライザで正しいのはどれか。(生体機能代行装置学)
1. 限外濾過率は透水性を表す指標である。
2. クリアランスは血流量の影響を受けない。
3. ふるい係数が大きい溶質は膜透過しにくい。
4. 透析液は中空糸束の中心部ほど流れやすい。
5. 膜面積が大きいと不均衡症候群は起きにくい。

◆ キーワード

限外濾過率　クリアランス　ふるい係数

◆ 解説

ダイアライザの性能を表す指標には、溶質除去性能(クリアランス、**総括物質移動係数**、ダイアリザンス)、透水性(**濾過係数**、**限外濾過率**)、濾過による分離性能(**ふるい係数**)などがある。

1. 限外濾過率は、ダイアライザあたりの単位時間、単位圧力あたりの透水量を表す。単位は [mL/(hr mmHg)] である。一方、単位膜面積、単位時間、単位圧力あたりの透水量は濾過係数と呼ばれ、単位は [mL/(hr mmHg m^2)] である。
2. クリアランスは、溶質除去性能を表す指標で、血流量、透析液流量、膜の溶質除去性能(総括物質移動係数)、膜面積などによって変化する。また、同じダイアライザであれば、分子量が大きくなるほど、クリアランスは小さい値となる。
3. ふるい係数は、血液濃度に対する濾液濃度の比で表され、0～1の間の値をとる。ふるい係数が大きい(1に近い)ほど、その溶質は膜を透過しやすいといえる。
4. 中空糸型ダイアライザでは、構造上、透析液は中空糸束の中心部より外側を流れやすい。そのため、できるだけ流れが均質になるようにモジュール構造を改良したり、ウェーブ状の中空糸を用いたり様々な工夫がされている。
5. 膜面積が大きくなると物質除去量が大きくなるため、不均衡症候群が起きやすくなる。

[正解　1]

<文献>

竹澤真吾ほか　編：臨床工学講座　生体機能代行装置学　血液浄化療法装置. 医歯薬出版. 2012. P39
酒井清孝ほか　編：わかりやすい透析工学　血液浄化療法の科学的基礎. 南江堂. 2012. P88～89

◆ 過去5年間に出題された関連問題

　　[２１回-午後-問題５９]　　[２２回-午後-問題７６]

[２５回－午前－問題７６] ポリスルホン膜で正しいのはどれか。（生体機能代行装置学）
a. 対称構造を持つ。
b. 陰性荷電膜である。
c. 我が国で最も使われている透析膜である。
d. セルロース膜より透水性が高い。
e. アンギオテンシン変換酵素阻害薬は併用禁忌である。

1. a、b　　2. a、e　　3. b、c　　4. c、d　　5. d、e

◆ キーワード

ポリスルホン膜　非対称構造、陰性荷電

◆ 解説

ポリスルホンは硬く、強度に優れ、安定した高分子であり、疎水性の材料である。透析膜にはポリビニルピロリドンを混ぜて親水化して使用されている。他材料に比べ、孔径分布を制御しやすく、経済性も高いため、**現在、血液透析膜として最も広く用いられている**。

a. ポリスルホン膜は中空糸内側に緻密層を有する非対称構造膜である。
b. ポリスルホン膜は陰性荷電を有する官能基がないため、ほとんど荷電を持たない。
c. ポリスルホン膜は他材料に比べて経済性も高く、日本国内のみならず世界的にも、最も市場占有率が高い膜である。
d. ポリスルホン膜は非対称構造膜であり、孔径分布を制御しやすく、容易に透水性を高くすることが可能であり、セルロース膜より透水性が高い。ただし、セルロース膜を改質した酢酸セルロース膜（セルローストリアセテート膜）は、膜厚を薄くすることが可能であるため、ポリスルホン膜と同様に高い透水性の膜がつくられている。
e. 陰性荷電の強い、ある種のAN69膜（ポリアクリロニトリル・メタリルスルホン酸共重合体素材の膜）では、アナフィラキシー様ショックを起こす可能性があるためアンギオテンシン変換酵素阻害薬との併用が禁忌となっている膜もあるが、ポリスルホン膜の陰性荷電は強くないため、併用可能である。

[正解　4]

<文献>

竹澤真吾ほか　編：臨床工学講座　生体機能代行装置学　血液浄化療法装置. 医歯薬出版. 2012. P62～69
中島章夫ほか　編：臨床工学講座　生体物性・医用材料工学. 医歯薬出版. 2010. P184～186

◆ 過去５年間に出題された関連問題

［２１回－午後－問題５９］　　［２４回－午後－問題７４］

[25回-午前-問題77] 抗凝固薬で正しいのはどれか。（生体機能代行装置学）
1．ヘパリンは抗トロンビン作用である。
2．ヘパリンは陰性荷電膜に吸着される。
3．低分子量ヘパリンは分子量1,500程度の製剤である。
4．メシル酸ナファモスタットの半減期は30分である。
5．アルガトロバンは出血性病変を持つ患者に用いられる。

◆ キーワード

ヘパリン　低分子ヘパリン　メシル酸ナファモスタット　アルガトロバン

◆ 解説

血液を体外循環するためには、抗凝固薬の使用が不可欠である。体外循環によく用いられる抗凝固薬には、**ヘパリン、低分子ヘパリン、メシル酸ナファモスタット**などがあり、その他にも**アルガトロバン**、クエン酸ナトリウムが用いられることもある。

1．ヘパリンは血漿中のアンチトロンビンと結合し、**抗トロンビン作用**を発揮することで、抗凝固作用を示す。
2．ヘパリンは陰性に荷電しているため、陰性荷電膜には吸着されにくい。
3．低分子ヘパリンの平均分子量は、4,000〜6,000であり、平均分子量15,000のヘパリンの低分子領域を抽出したものである。ヘパリンとは異なり、抗トロンビン作用よりも**抗Xa因子作用**を介しての抗凝固作用が強い。
4．メシル酸ナファモスタットは、強力なセリンプロテアーゼ阻害薬で血液凝固因子の活性化（セリンプロテアーゼの活性化）を抑制する。**陰性荷電膜に吸着されやすく、半減期は約8分**と非常に短い。
5．アルガトロバンは選択的抗トロンビン薬である。ヘパリンとは異なり、アンチトロンビンを介さずに凝固作用を発揮する。半減期が20〜30分と長いため、出血性病変を持つ患者には用いない。ヘパリン起因性血小板減少症（HIT）の患者に用いられることがある。

［正解　1］

＜文献＞

竹澤真吾ほか　編：臨床工学講座　生体機能代行装置学　血液浄化療法装置．医歯薬出版．2012. P88〜92

◆ 過去5年間に出題された関連問題

［20回-午後-問題65］　［22回-午後-問題77］　［23回-午前-問題78］

[25回-午前-問題78] バスキュラーアクセスで正しいのはどれか。（生体機能代行装置学）
1．動脈表在化法の合併症にスチール症候群がある。
2．作成の第一選択は自己血管を用いた内シャントである。
3．静脈カテーテルの穿刺部位として外頸静脈が選択される。
4．合併症で最も頻度が高いのは感染である。
5．最も多く用いられている人工血管はポリウレタン製である。

◆ キーワード

内シャント　動脈表在化　人工血管　スチール症候群

◆ 解説

　血液透析を施行するには200～300mL/minの流量で血液を脱血し、かつ返血しなくてはならない。透析に必要な血液流量は体表面の静脈からでは確保できないため、深くて刺せない動脈の血流を浅くて刺しやすい静脈にバイパスして、穿刺できるポイント（バスキュラーアクセス）を設置する必要がある。バスキュラーアクセスには一時的なものと恒久的なものがあるが、恒久的なバスキュラーアクセスとしては、自己血管を用いた**内シャント、人工血管内シャント、動脈表在化、長期植え込み型静脈カテーテル**がある。

1. **スチール症候群**とは、シャント設置後に生じる末梢側の虚血性循環障害のことで、自己血管内シャントに生じやすい合併症である。
2. 自己血管を用いた内シャントは、開存期間が長い、感染が少ない、穿刺が容易などの利点があり、ガイドラインでも第一選択と位置づけられている。ただし、心機能が著しく低下した患者では心不全の危険因子になるため、動脈表在化法または血管内カテーテル留置法を選択することが推奨されている。
3. 緊急血液透析導入時や急性血液浄化施行時には、静脈カテーテルが用いられる。高齢透析患者や糖尿病患者などで、自己血管による内シャントが作成できない場合も、静脈カテーテルが用いられる。穿刺部位としては**右内頸静脈が第一選択**であり、それが難しい場合には大腿静脈が用いられる。
4. 静脈狭窄は、バスキュラーアクセスで最も多く見られるトラブルである。高度な狭窄は閉塞の原因にもなるので、閉塞する前に治療することが望ましい。
5. 我が国で使用可能な人工血管は、**E-PTFE**（延伸ポリテトラフルオロエチレン），ポリウレタン，PEP（ポリオレフィン-エラストマー-ポリエステル）の三種類である。それぞれ利点と欠点があるので、状況に合わせて使い分ける。E-PTFEの人工血管が最も用いられている。

[正解　2]

＜文献＞

竹澤真吾ほか　編：臨床工学講座　生体機能代行装置学　血液浄化療法装置．医歯薬出版．2012．P93～103
透析療法合同専門委員会　編：血液浄化療法ハンドブック[改訂第6版]．協同医書出版社．2011．P134～150

◆ 過去5年間に出題された関連問題

[20回-午後-問題67]　　[21回-午後-問題66]　　[23回-午後-問題76]
[24回-午後-問題77]

> **[25回-午前-問題79]** 透析液について**誤っている**のはどれか。（生体機能代行装置学）
> 1. カプラは定期的に消毒する。
> 2. 透析液ナトリウム濃度を上昇させると血圧が安定する。
> 3. 透析液に用いる原水は水道法による水質基準を満たす必要がある。
> 4. エンドトキシン捕捉フィルタは細菌も捕捉する。
> 5. 水処理装置は上流から逆浸透、活性炭吸着、硬水軟化装置の順である。

◆ キーワード

透析液　清浄化　水処理装置　ナトリウム濃度

◆ 解説

　透析液は、尿毒症原因物質の除去のみならず、血漿浸透圧の維持，電解質の是正，酸塩基平衡の是正（pHの是正）などの重要な役割を担っている。また血液透析施行時には、透析膜を介して血液に接触するため、清浄であることが求められる。

1. ダイアライザの透析液入出部と透析装置をつなぐための**カプラ**は、構造上汚染されやすい部分が存在するため、定期的な消毒が必要である。汚染しにくい構造のクリーンカプラも市販されている。
2. 透析液のナトリウム濃度は、現在 140 mEq/L が主流である。透析中の血圧低下など循環動態が不安定な患者では、血圧を安定させるために、透析液のナトリウム濃度を 142～143 mEq/L 程度とやや高めに調整することがある。
3. 透析用水の原水には、水道水、井戸水が用いられる。水道水を使用する場合、水道法による水質基準を満たしているが、井戸水を使用する場合、各施設において、水道法に定める水質検査計画を策定した上で適切に水質検査を行い、原水の水質を担保する必要がある。
4. **エンドトキシン補足フィルタ**は、細菌やエンドトキシンなどを補足し、透析液を清浄化するフィルタである。ただし、エンドトキシン補足フィルタのみで、エンドトキシンや細菌を補足することは困難であるので、水処理システム全体で透析液を清浄化することが必要である。
5. 水処理装置は、上流から**硬水軟化装置、活性炭濾過装置、逆浸透装置**の順である。まず硬水軟化装置によりスケールの原因となる Ca イオンや Mg イオンを Na イオンと交換し、その後、逆浸透膜を劣化させる塩素を活性炭濾過装置で除去して、最後に逆浸透装置によりほぼすべての溶存物を除去する。活性炭濾過装置により塩素が除かれると細菌が繁殖しやすくなるので、活性炭濾過装置は逆浸透装置の直前に設置する。

［正解　5］

＜文献＞

竹澤真吾ほか　編：臨床工学講座　生体機能代行装置学　血液浄化療法装置. 医歯薬出版. 2012. P81～88, P105～114

◆ 過去5年間に出題された関連問題

　　［20回-午後-問題62］　　［22回-午前-問題77］　　［22回-午後-問題75］
　　［22回-午後-問題79］　　［23回-午前-問題79］　　［24回-午後-問題79］

[25回-午前-問題80] 摩擦のない水平な直線レール上を速さ 2.0m/s で進んできた質量 5.0kg の質点が、動摩擦係数 0.10 の摩擦領域に入った。

制動距離[m]はどれか。

ただし、空気抵抗は無視し、重力加速度は 9.8m/s² とする。（医用機械工学）

1. 1.0
2. 1.5
3. 2.0
4. 5.0
5. 10

◆ キーワード

動摩擦　運動方程式　等加速度直線運動

◆ 解説

1) 物体が動いている状態なので動摩擦を考える。

動摩擦力 F'[N]、動摩擦係数 μ'（単位なし）、垂直抗力 N[N] とすると、

F' = μ' × N　で表される。・・・・①

問題より μ' = 0.10 であり、

垂直抗力 N は重力の反作用として働き、重力と同じ大きさで向きが反対となるため

重力 W[N]、質量 m[kg]、重力加速度 g[m/s²] とすると

W = m × g = 5.0 × 9.8 = 49 [N]　　N = 49 [N]　となる。

よって①式より動摩擦力は　F' = μ' × N = 0.10 × 49 = 4.9 [N] となる。

2) 物体にかかる加速度を a[m/s²]（=減速）として、運動方程式を考えると、

F' = m × a　となり

a = F'/m = −4.9/5.0 = −0.98 ≒ −1 [m/s²] になる。・・・・②

3) 等加速度直線運動を考え、速度 v[m/s]、距離 x[m]、時間 t[s]、初速度 v_0[m/s] とすると

$\begin{cases} v = v_0 + at & \cdots ③ \\ x = v_0 t + \frac{1}{2}at^2 & \cdots ④ \end{cases}$ が成り立つ。

制動距離（停止するまでの距離）を求めるため速度は v = 0 [m/s]、②より加速度は a = −1 [m/s²]、問題より初速度 v_0 は 2 [m/s] となるため

これを③式に代入すると　0 = 2 − 1 × t　　t = 2 [s]（停止するまでの時間）

④式に t = 2 を代入すると

x = 2 × 2 + 1/2 × (−1) × 2² = 2 [m] となる。

よって制動距離は 2 [m] となる。

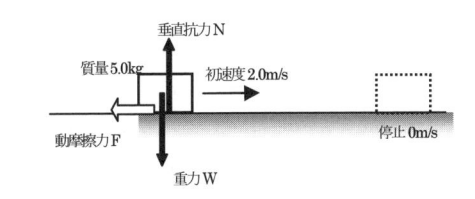

[正解　3]

<文献>

嶋津秀昭ほか　著：臨床工学講座　医用機械工学．医歯薬出版．2011. P16, P26

◆ 過去5年間に出題された関連問題

[20回-午後-問題70]　[21回-午前-問題69]　[22回-午後-問題80]

[25回-午前-問題81] 長さ1mの鋼材に10kNの引張り荷重を加えたとき1mm伸びた。
この鋼材の断面積[mm^2]はどれか。
ただし、鋼材のヤング率は200GPaとする。(医用機械工学)

1. 2
2. 5
3. 20
4. 50
5. 200

◆ キーワード

応力　ひずみ　フックの法則　ヤング率

◆ 解説

応力σは、力F[N]、断面積A[m^2]とすると
$\sigma = F/A$　[N/m^2] ＝ [Pa]　となり

ひずみεは、伸びΔL[m]、元の長さL[m]とすると
$\varepsilon = \Delta L/L$　（単位なし）となる。

またフックの法則より、比例限度内では応力とひずみが比例するため、
$\sigma = E \times \varepsilon$　となる。
ここでEは縦弾性係数（＝ヤング率）で、物質の変形しにくさを表す定数となる。

問題ではE＝200[GPa]（＝200×10^9[Pa]）、F＝10[kN]（＝10×10^3[N]）、
ΔL＝1[mm]（1×10^{-3}[m]）、L＝1[m]で
断面積A[mm^2]を求めたい。

よって　$\dfrac{10 \times 10^3}{A} = 200 \times 10^9 \times \dfrac{1 \times 10^{-3}}{1}$

A＝50×10^{-6}[m^2]　＝50[mm^2]　となる。

[正解　4]

＜文献＞

嶋津秀昭ほか　著：臨床工学講座　医用機械工学．医歯薬出版．2011．P42～P52

◆ 過去5年間に出題された関連問題

［20回-午前-問題72］　［21回-午後-問題72］　［22回-午前-問題81］

【２５回-午前-問題８２】 臨界レイノルズ数に最も近いのはどれか。（医用機械工学）
1. 25
2. 100
3. 500
4. 2,500
5. 10,000

◆ キーワード

円管内の流れ　臨界レイノルズ数

◆ 解説

非圧縮性のニュートン流体の定常流はレイノルズ数 Re が等しければ力学的に相似であることを示している。

円管内の流れにおいては流体の密度 ρ [kg/m^3]、流速 v [m/s]、直径 d [m]、粘性率 μ [Pa・s] とすると、レイノルズ数は　Re＝ρvd／μ [単位なし＝無次元数] となる。

円管内においてはレイノルズ数がおおよそ 2500 を超えると乱流（流線が交わる流れ）になり、おおよそ 2500 より小さいと層流（流線が交差しない流れ）となる。

この境界のレイノルズ数　約 2500 のことを臨界レイノルズ数と呼ぶ。

（レイノルズ数は実験の条件によりかなり変動するため約 2500 としたが、実際は 2000〜3000 程度となる。）

また円管内の流れ以外（流れ中の球など）では臨界レイノルズは全く異なった値をとる。

［正解　4］

＜文献＞

嶋津秀昭ほか　著：臨床工学講座　医用機械工学．医歯薬出版．2011．P91〜P93

◆　過去５年間に出題された関連問題

［２４回-午前-問題８２］

[25回-午前-問題83] 音の三要素はどれか。(医用機械工学)
a. 高　さ
b. 強　さ
c. 速　さ
d. 方　向
e. 音　色

1. a、b、c　　2. a、b、e　　3. a、d、e　　4. b、c、d　　5. c、d、e

◆ キーワード

音の三要素

◆ 解説

音の三要素は
　①音の高さ（振動数の大小）
　②音の強さ（エネルギーの大小）
　③音色（波形の違い）
である。

　耳で聞く音は、高い音であれば振動数が大きい。そして音の大きさは主に振幅の違いによる。振幅が大きい音は圧力変化も大きく、大きな音に聞こえる。高さと大きさが同じでもピアノとフルートでは異なった音が聞こえる。これは脳が音波の波形の違いを感じているのである。このような違いを音色（ねいろ）という。

［正解　2］

＜文献＞
　兵藤申一ほか　編：高等学校物理. 啓林館. 2006. P214～P215

◆　過去5年間に出題された関連問題
　該当なし

[２５回−午前−問題８４] 理想気体の入ったシリンダーが１気圧の大気中にあり、気体の温度が127℃のとき $L=20cm$ である。

加熱して $L=50cm$ となるときの気体の温度[℃]はどれか。

ただし、ピストンの摩擦は無視できるものとする。（医用機械工学）

1. 327
2. 427
3. 527
4. 627
5. 727

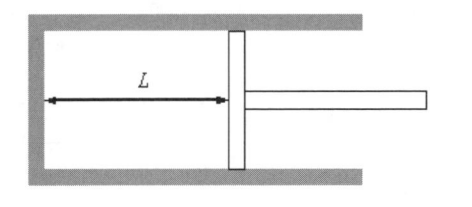

◆ キーワード

ボイルシャルルの法則

◆ 解説

容器に閉じ込められた気体の温度T[K]、体積V[m³]、圧力P[Pa]とすると、ボイルシャルルの法則

$\dfrac{PV}{T}=$ 一定　の式が成り立つ。

問題においてはピストンの摩擦が無視できるので圧力（大気圧）は変化しないものとすると、Pも一定で

$\dfrac{V}{T}=$ 一定　となる。

また容器（シリンダー）は円管であるため長さL[m]、面積A[m²]とすると、体積V＝A×Lとなり、

$\dfrac{A \times L}{T}=$ 一定　ここでAも一定であるため　$\dfrac{L}{T}=$ 一定　となる。

この式に問題の条件

　加熱前の長さ $L_1=20$ [cm]（$=20 \times 10^{-2}$ [m]）、温度 $T_1=127$ [℃]（$=400$ [K]）

　加熱後の長さ $L_2=50$ [cm]（$=50 \times 10^{-2}$ [m]）、温度 T_2

を当てはめると

$$\dfrac{20 \times 10^{-2}}{400} = \dfrac{50 \times 10^{-2}}{T_2} = 一定$$

$T_2 = 400 \times \dfrac{5}{2} = 1000$ [K] $= 727$ [℃]　となる。

[正解　5]

＜文献＞

嶋津秀昭ほか　著：臨床工学講座　医用機械工学. 医歯薬出版. 2011. P156〜P160

◆　過去５年間に出題された関連問題

［２０回−午後−問題７８］　［２１回−午後−問題７８］　［２２回−午後−問題８３］

［２４回−午後−問題８４］

[25回-午前-問題85] 神経細胞で**誤っている**のはどれか。（生体物性材料工学）
1. 樹状突起は情報伝達の入力部分である。
2. 軸索は情報伝達の出力部分である。
3. 不応期がある。
4. 膜が露出している部分を髄鞘という。
5. ランヴィエの絞輪があることで興奮伝搬速度が向上する。

◆ キーワード

神経細胞　ニューロン　興奮　伝導　跳躍伝導

◆ 解説

　神経細胞（ニューロン）は、核を含む細胞体と、そこから出ている多数の短い樹状突起および細長い軸索からなる。軸索の多くは髄鞘、神経鞘で包まれており、軸索と髄鞘、神経鞘とを合わせて神経線維という。髄鞘はシュワン細胞の細胞膜が巻きついて形成される管状の構造で、軸索が髄鞘に包まれている神経線維を有髄神経という。有髄神経では、髄鞘が絶縁体となり、活動電流がランヴィエ絞輪をつぎつぎと伝わる跳躍伝導を行う。

　細胞が刺激を受けたときに細胞膜に電気的な変化を生じて活動状態となることを興奮という。細胞が興奮したときに、その興奮部で生じる一連の電位変化を活動電位という。細胞が静止状態にあるときは、細胞内が細胞外に対して電気的に負（－）になっている。この静止部にみられる細胞内外の電位差を静止電位という。これに対し、細胞が興奮するとその興奮部では細胞内外で電位が逆転する。興奮部が通過した後、細胞内は再び（－）になり、もとの電位に戻る。

　興奮が電気的変化によって1つのニューロン内を伝わる現象を伝導という。興奮は刺激部から両方向に伝導する。軸索の末端まで達した興奮は、シナプスを経て隣接する細胞へと伝えられる。これを興奮の伝達といい、伝達は一方向に行われる。シナプスを構成する神経繊維の末端には多数のシナプス小胞があり、この小胞から興奮を伝える物質である神経伝達物質が分泌される。神経伝達物質は隣接する細胞膜の受容体に結合し、活動電位を生じる。

1. 樹状突起の表面にはほかのニューロンの軸索の末端がシナプスをつくっており、ここでこれらのニューロンからの情報を受け入れる。
2. 軸索の終末に達した興奮は、シナプスを介して隣接する細胞へと伝達される。
3. ニューロンは、刺激に応じて一度興奮し活動電位を発生すると、その直後には反応性が低下し、同じ大きさの刺激には応じない時期がある。これを不応期という。
4. 髄鞘はシュワン細胞の膜に覆われているのでニューロンの膜は露出していない。シュワン細胞が隣接しあうところでは、髄鞘がとぎれてランヴィエ絞輪が形成される。
5. 有髄神経では、跳躍伝導により無髄神経に比べて速く興奮が伝導する。

[正解　4]

<文献>

山本敏行ほか　著：新しい解剖生理学　改訂第9版．南江堂．1997．P93～107

◆ 過去5年間に出題された関連問題
　　[20回-午後-問題83]　[22回-午前-問題85]　[24回-午前-問題85]

[25回-午前-問題86] 物性を表す用語と単位との組合せで**誤っている**のはどれか。(生体物性材料工学)

1. 粘性率 ——— Pa・s
2. ずり速度 ——— s^{-1}
3. 応力 ——— $Pa・m^{-2}$
4. ひずみ ——— 無次元
5. 密度 ——— $kg・m^{-3}$

◆ キーワード

物性　力学　単位

◆ 解説

物性に関連する各種単位については整理して覚えておきたい。

1. 粘性率（粘度）は流体の流れにくさを表し、流体によって定まる物質定数である。SI単位系では、ずり応力 [Pa] をずり速度 [1/s] で割った値と等しいため [Pa・s]（パスカル・秒）となる。CGS単位は P（ポアズ）であった。
2. 接し合う2つの点の相対的な速度を2点の間隔で割った値をずり速度（せん断速度）という。速度を距離で割ったものであるから、単位は時間の逆数になる。
3. 物体が外力を受けたときに、自身の連続的な形状を維持しようとして抵抗する力を応力という。単位面積あたりの力となるので、単位は $[N・m^{-2}]$ （= [Pa]）。
4. 物体に外力を加えたときに現れる形状や体積の変化をひずみ（歪み）という。ひずみは各種特性値の変化率で同じ単位での割り算であるため、単位の無い量（無次元量）である。
5. 密度は単位体積あたりの質量である。

[正解　3]

<文献>

中島章夫ほか　編：臨床工学講座　生体物性・医用材料工学．医歯薬出版．2010．P37〜P56

◆　過去5年間に出題された関連問題

[22回-午前-問題87]　[23回-午後-問題87]

[25回-午前-問題87] 図は電磁波の周波数を示すが、＊印付近の帯域を用いる装置はどれか。（生体物性材料工学）

1. 光学顕微鏡
2. レーザメス
3. ヘリカルCT
4. ハイパーサーミア装置
5. MRI

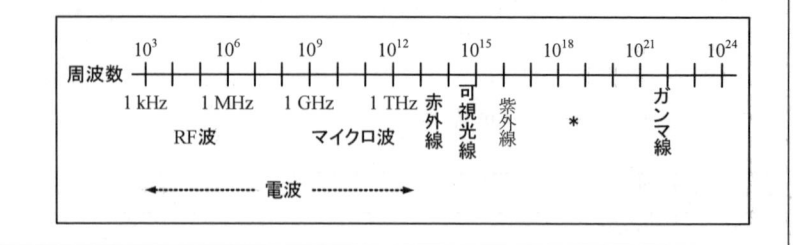

周波数 10^3 10^6 10^9 10^{12} 10^{15} 10^{18} 10^{21} 10^{24}
1 kHz　1 MHz　1 GHz　1 THz　赤外線　可視光線　紫外線　＊　ガンマ線
RF波　　マイクロ波
←―――――― 電波 ――――――→

◆ キーワード

電磁波　X線　治療機器

◆ 解説

＊印は周波数が 10^{18} Hz 付近であるが、これを波長に変換すると、

真空中の光の速度 300,000,000 [m/s] ÷周波数 10^{18} [Hz] ＝0.0000000003 [m] ＝0.3 [nm]

よって、＊印の帯域は波長が 0.3 nm よりも短い電磁波の帯域、つまりX線の帯域に相当する。

X線は間接電離放射線の一種で、原子の束縛電子や原子核と相互作用して荷電粒子を発生させ、その二次的に発生した荷電粒子が物質に作用する。おおよその波長は1 [pm] 〜10 [nm] である。

1. 光学顕微鏡は可視光線および近傍の波長域の光を利用する。
2. レーザメスに通常用いられる CO_2 レーザ手術装置は波長 10.6 μm の遠赤外光を利用する。
3. ヘリカルCTは体軸を中心に連続的ならせん状のスキャンを行うCTでX線を利用する。
4. 高周波電磁界の温熱効果を利用したがんの治療法をハイパーサーミアという。ハイパーサーミア装置には、数百 kHz 帯〜数 MHz 帯のラジオ波（RF波）や数 GHz 帯のマイクロ波などの電磁波を利用するものや超音波を利用するものがある。
5. MRIは核磁気共鳴現象を利用して生体内部を画像化する方法であり、超伝導電磁石を用いて発生させた強い磁場のなかでパルス状のラジオ波を照射して観察する。

[正解　3]

＜文献＞

日本生体医工学会ME技術教育委員会　監：MEの基礎知識と安全管理改訂第5版. 南江堂. 2008. P209, P212

篠原一彦　編：臨床工学講座　医用治療機器学. 医歯薬出版. 2008. P105, P165

◆ 過去5年間に出題された関連問題

[21回-午後-問題80]　[23回-午前-問題87]

[２５回－午前－問題８８] 誤っているのはどれか。（生体物性材料工学）
a. 紫外線は長い波長ほど皮膚深部に到達する。
b. 生体の高分子物質は紫外線をよく吸収する。
c. 可視領域では血液の光透過率はほぼ一定である。
d. ヘモグロビンは近赤外線をよく吸収する。
e. 遠赤外線の生体作用は熱的作用が主である。

1. a、b　　2. a、e　　3. b、c　　4. c、d　　5. d、e

◆ キーワード

生体の光学的特性　紫外線　赤外線　可視光線　ヘモグロビン

◆ 解説

　生体における光の吸収体でとても重要なのが、生体の主成分である水と色素（赤血球のヘモグロビン、皮膚のメラニン）である。水は赤外域に強い吸収があり、赤血球中のヘモグロビンは可視域に強い吸収がある。また、血液中の赤血球は強い散乱を示す。DNAとタンパク質は紫外域で大きな吸収がある。

a. 紫外線は波長域によってUV$_A$、UV$_B$、UV$_C$の3種類に分けられるが、一般に短い波長のUV$_C$ほど皮膚表皮による反射・吸収が大きく、長い波長UV$_A$ほど皮膚深部に到達する。
b. タンパク質はそのアミノ酸に含まれるベンゼン環の影響で、280nm付近の波長の紫外線を極大とする吸収スペクトルを示す。DNAはその塩基の構造により、260nm付近の波長の紫外線を極大とする吸収スペクトルを示す。
c. 赤血球中のヘモグロビンが青紫色の光をよく吸収するため一定ではない。
d. ヘモグロビンは波長が400〜450nm付近の青紫色の光をよく吸収する。
e. 生体の主成分である水は赤外域の光を強く吸収する。遠赤外線の放射を受けて水分子の運動が活発化し、その分子の衝突によって熱が発生する。

[正解　4]

<文献>

池田研二ほか　著：生体物性／医用機械工学．秀潤社．2000．P95, P97
中島章夫ほか　編：臨床工学講座　生体物性・医用材料工学．医歯薬出版．2010．P104

◆ 過去5年間に出題された関連問題
　　[２０回－午後－問題８４]　　[２０回－午後－問題８５]　　[２１回－午後－問題８５]
　　[２２回－午前－問題８６]　　[２３回－午前－問題８６]

【25回-午前-問題89】 生分解性を有する高分子はどれか。（生体物性材料工学）
1．ポリ塩化ビニル
2．ポリエチレン
3．ポリプロピレン
4．ポリスルホン
5．ポリグリコール酸

◆ キーワード

生分解性　生体吸収性　高分子材料

◆ 解説

　生分解性を有する合成高分子は、自然界や生体の作用で加水分解し、炭酸ガスや水などの物質に無機化される有機材料であり、環境に適合した理想的な材料として開発された。生体内で吸収される（生分解性をもつ）医用材料としては、ポリグリコール酸（PGA）やポリL-乳酸（PLLA）に代表される脂肪族ポリエステルが最も一般的である。これらの材料は、縫合糸、人工腱・靭帯、骨折用固定ネジ、DDS用担体（徐放性薬剤）などに広く用いられている。

1．ポリ塩化ビニル（PVC）は、可塑剤の添加で硬軟変化し、耐薬性、難燃性、絶縁性をもつ。
2．ポリエチレン（PE）は、力学特性と成型加工性に優れ、耐薬性、絶縁性をもつ。
3．ポリプロピレン（PP）は、強度が高く、耐薬性をもつ。
4．ポリスルホン（PS）は、孔の加工が容易であり、疎水性をもつ。
5．ポリグリコール酸（PGA）は、骨格内にエステル結合をもつため加水分解されやすい。

［正解　5］

＜文献＞

中島章夫ほか　編：臨床工学講座　生体物性・医用材料工学．医歯薬出版．2010．P167

◆　過去5年間に出題された関連問題
　［22回-午後-問題90］

[25回−午前−問題90] 医用材料を埋め込んだ際、生体側と材料側との両方に起こりうる反応はどれか。（生体物性材料工学）

1. 溶血
2. 補体活性
3. アナフィラキシー
4. 炎症
5. 石灰化

◆ キーワード

生体適合性　生体反応　異物反応　石灰化

◆ 解説

医用材料は、生体にとって異物である。生体は材料と接触することにより、種々の自己防御反応（生体反応）を引き起こす。生体反応を発生時期と毒性反応か異物反応かで分類すると、以下のようになる。

	毒性反応	異物反応
急性	溶血　発熱　炎症　壊死 アナフィラキシー　ショック	補体活性化　貪食 血液凝固　血栓
慢性	腫瘍化　遅延アレルギー	カプセル化（被包化）　肉芽形成 擬内膜形成　石灰化　組織肥厚化

毒性反応は、材料から溶出した有害物質がおもに原因となる。異物反応は、材料表面と生体との相互作用によって材料が異物として認識された場合に起こる。

1. 溶血は赤血球の反応であり、生体側でのみ起こる。
2. 補体の活性化は血液中での反応であり、生体側でのみ起こる。
3. アナフィラキシーは生体に起こる全身性の急性アレルギー反応である。
4. 炎症は生体に起こる急性の局所的な反応である。
5. リン酸カルシウムなどの無機物が、材料の表面や内部に沈着して硬くなることを石灰化という。天然材料や含水率の高い材料に起こりやすい。また、生体側でも細胞や組織にカルシウム塩が沈着して石灰化が起こる。

［正解　5］

＜文献＞

中島章夫ほか　編：臨床工学講座　生体物性・医用材料工学．医歯薬出版．2010．P174〜201

◆ 過去5年間に出題された関連問題

［22回−午前−問題90］　［24回−午前−問題87］

第25回臨床工学技士国家試験

午後問題解説

【25回-午後-問題1】 公害に係る事件と原因物質との関係で**誤っている**のはどれか。（医学概論）

1. 水俣病 ────── メチル水銀
2. 四日市公害 ──── 二酸化硫黄
3. イタイイタイ病 ── カドミウム
4. 光化学スモッグ ── ダイオキシン
5. 東京大気汚染 ─── ディーゼル排気粒子

◆ キーワード

公害　典型七公害　四大公害病

◆ 解説

　公害とは、企業などから排出された有害物質により、環境が破壊し、地域住民の健康を妨げるものである。典型七公害として、大気汚染、水質汚濁、土壌汚染、地盤沈下、騒音、悪臭、振動がある。
　高度経済成長期には多くの公害が発生し、その中でも被害の大きいものを『四大公害病』という。四大公害病には、水俣病、新潟水俣病、イタイイタイ病、四日市公害が含まれる。

1. 熊本県の水俣湾にて有機水銀の汚染により魚類を食した人に健康被害が生じた。
2. 三重県四日市市にて発生した。原因は石油化学コンビナートより大量の亜硫酸ガスが大気中に排出されたためである。
3. 富山県の神通川流域で発生した。原因は上流の神岡鉱山からの廃液に含まれていたカドミウムによるものである。
4. 紫外線と大気中の汚染物質が化学反応を起こすことによる。
5. 車の排気ガスによる大気汚染である。特にディーゼル車による窒素酸化物や粒子状物質によるものである。

［正解　4］

＜文献＞

清水忠彦ほか　編：わかりやすい　公衆衛生学．ヌーヴェルヒロカワ．2009．P229〜238
眞野喜洋ほか　著：臨床検査学講座　公衆衛生学．医歯薬出版．2003．P103〜123

◆　過去5年間に出題された関連問題

　該当なし

【25回-午後-問題2】 感染型食中毒の起因菌はどれか。(医学概論)
a. サルモネラ菌
b. ボツリヌス菌
c. 黄色ブドウ球菌
d. 腸炎ビブリオ
e. カンピロバクター

1. a、b、c　　2. a、b、e　　3. a、d、e　　4. b、c、d　　5. c、d、e

◆ キーワード

細菌性食中毒　感染型食中毒　毒素型食中毒

◆ 解説

　食中毒には細菌性食中毒、ウイルス性食中毒、化学性食中毒、自然毒食中毒などに分類される。
　細菌性食中毒では、感染型と毒素型の2通りがある。感染型とは、食品中で多量に増殖した生菌が食品と共に体内に入り発症する。腸炎ビブリオ、サルモネラ、コレラ、カンピロバクターが含まれる。毒素型とは、食品中で増殖した細菌が産生した毒素が食品と共に体内に入り発症する。黄色ブドウ球菌、ボツリヌス菌が含まれる。

a. 感染型に含まれる。鶏卵や鶏肉による感染が多い。
b. 毒素型に含まれる。汚染された魚介類・野菜による。
c. 毒素型に含まれる。健常者の皮膚などにも存在している。
d. 感染型に含まれる。原因としては魚介類が多い。
e. 感染型に含まれる。わが国では頻度の高い病因菌である。

[正解　3]

＜文献＞
清水忠彦ほか　編：わかりやすい公衆衛生学．ヌーヴェルヒロカワ．2009．P66～73

◆ 過去5年間に出題された関連問題

該当なし

【25回-午後-問題3】 臨床工学技士の秘密保持の義務について正しいのはどれか。（医学概論）
 a. 秘密保持義務違反者は罰金に処せられる。
 b. 業務上知り得た人の秘密の扱いは医師の指示に従う。
 c. 患者から申し出があった場合に秘密保持の義務が発生する。
 d. 臨床工学技士でなくなった後は秘密保持義務が免除される。
 e. 業務上知り得た人の秘密を正当な理由がなく他に漏らしてはならない。

 1. a、b　　2. a、e　　3. b、c　　4. c、d　　5. d、e

◆ キーワード

守秘義務　臨床工学技士の倫理　患者の権利

◆ 解説

　臨床工学技士は、正当な理由がなく、その業務上知り得た人の秘密を漏らしてはならない。臨床工学技士でなくなった後においても、同様とする（臨床工学技士法　第四章　業務等　第四十条）。法律で決まっているからだけではなく、医療従事者、社会人のモラルとして秘密を守ることが大切である。

a. 臨床工学技士法　第五章　罰則　第四十七条　第四十条の規定に違反した者は、五十万円以下の罰金に処する、と明記されている。
b. 秘密保持の義務に関しては、医師の指示に従う必要はない。
c. 患者からの申し出がなくても、秘密保持の義務はある。
d. 臨床工学技士法　第四章　業務等　第四十条に「臨床工学技士でなくなった後においても同様とする」と明記されている。
e. 臨床工学技士法　第四章　業務等　第四十条に守秘義務が明記されている。

［正解　2］

＜文献＞
　e-Gov（イーガブ）ホームページ　http://law.e-gov.go.jp/htmldata/S62/S62HO060.html

◆ 過去5年間に出題された関連問題
　【20回-午前-問題1】　【21回-午前-問題2】　【23回-午前-問題2】

[25回-午後-問題4] 日本人の成人男子（20〜40歳）の基礎代謝量[kcal/日]に近いのはどれか。（医学概論）
1. 1,000
2. 1,500
3. 2,000
4. 2,500
5. 3,000

◆ キーワード

基礎代謝量　基礎代謝基準値　生命維持

◆ 解説

基礎代謝量（BMR：basal metabolic rate）とは、生命維持のための呼吸、心拍、体温維持などに必要な最小のエネルギー（kcal/日）のことで、性別、年齢、体表面積で変わる。早朝、空腹で臥床している状態で測定される。一般成人で、男性が約1500（kcal/日）、女性が約1200（kcal/日）。

日本人の食事摂取基準（厚生労働省　2010年版）の基礎代謝基準値の表より、簡易的に計算できる。

基礎代謝量（kcal/日）＝基礎代謝基準値（kcal/kg体重/日）×基準体重（kg）

例えば、体重が52kgで、年齢が17歳の女性であれば、表から、基礎代謝基準値が25.3である。計算式にあてはめると、基礎代謝量（kcal/日）＝25.3×52＝1315.6となる。

表　基礎代謝基準値

年齢区分	男性	女性
1〜2歳	61.0	59.7
3〜5歳	54.8	52.2
6〜7歳	44.3	41.9
8〜9歳	40.8	38.3
10〜11歳	37.4	34.8
12〜14歳	31.0	29.6
15〜17歳	27.0	25.3
18〜29歳	24.0	23.6
30〜49歳	22.3	21.7
50〜69歳	21.5	20.7
70歳以上	21.5	20.7

[正解　2]

<文献>

厚生労働省ホームページ「日本人の食事摂取基準」（2010年版）
http://www.mhlw.go.jp/bunya/kenkou/sessyu-kijun.html

◆ 過去5年間に出題された関連問題

該当なし

[25回-午後-問題5] 薬物血中濃度モニタリングの必要性が低いのはどれか。(医学概論)
1．薬物の有効血中濃度の範囲が狭い。
2．薬物の体内動態における個人差が大きい。
3．薬物血中濃度の治療域と中毒域が大きく離れている。
4．薬効と副作用が薬物の血中濃度とよく相関する。
5．腎障害のある患者に薬物を投与する。

◆ キーワード

| 薬物　血中濃度　体内動態　作用・副作用　治療域　中毒域 |

◆ 解説

　個々の患者について、薬物の血中濃度を測定して、その薬物の投与計画（投与量や投与間隔）を立てることを治療薬血中濃度モニタリング（TDM：Therapeutic Drug Monitoring）という。大部分の薬物の効果は、その血中濃度とよい相関を示すが、同量の薬物を服用しても血中濃度の上昇には個人差がある。そのため、とくに治療域と中毒域の接近している薬物（安全域の狭い薬物）ではTDMの必要がある。

1．有効血中濃度が狭い場合、投与量が少量でも中毒症状が出現する可能性が高くなるため、TDMが必要となる。
2．薬物作用には個人差があるためTDMが必要となる。
3．治療域と中毒域が離れている場合中毒症状は起きにくいため、TDMの必要性は低い。
4．血中濃度とよく相関するのは薬物の効果（作用）である。
5．腎障害などで機能が低下している場合、薬物の生物学的半減期は延長してしまうためモニタリングが重要となる。

[正解　3]

<文献>

鈴木正彦　著：新クイックマスター薬理学　改訂第3版．2010．P33〜36

◆ 過去5年間に出題された関連問題

　該当なし

[25回-午後-問題6] 細胞内小器官と機能との組合せで**誤っている**のはどれか。(医学概論)
1. ゴルジ体 ———— タンパク質の輸送
2. リソソーム ———— タンパク質の合成
3. ミトコンドリア ——— ATPの合成
4. 中心小体 ———— 細胞分裂の補助
5. 核 ———————— 細胞分裂

◆ キーワード

細胞内小器官

◆ 解説

　我々の体は数10兆個にも及ぶ細胞を基本単位として構成されている。細胞は核と細胞質に大別され、細胞質の外面は分化して細胞膜となり、細胞質を包んでいる。この細胞質の中には、細胞内小器官と呼ばれる有形構造とその間を満たす流動性の細胞質基質からなる。細胞内小器官には、ミトコンドリア、小胞体、ゴルジ装置、中心体、ライソゾーム（リソソームとも呼ばれる）や種々の顆粒が存在する。

1. 扁平な袋が重なった小器官で、核の近くにある。粗面小胞体（リボソーム）で合成されたタンパク質の輸送（濃縮・修飾・分泌）に関与する。
2. リソソームは膜で包まれた袋状の小顆粒で、加水分解酵素を多く含んでおり、不要な物質を分解処理する。タンパク質の合成はリボソームである。
3. 内外2枚の膜からなる棒状の小器官で、細胞の様々な活動のエネルギー源となるATP（アデノシン三リン酸）を供給する。
4. 円筒状の小体2個よりなり、細胞分裂に際して働く。
5. 核は一般に球形で核膜という2重の膜で覆われている。核内存在するDNA（デオキシリボ核酸）は固体の形質に関するすべての遺伝情報を持ち、細胞分裂の際に凝集し、染色体となる。

[正解　2]

＜文献＞

佐藤昭夫ほか　編：人体の構造と機能 第3版. 医歯薬出版. 2012. P5〜6
堀川宗之　著：新版エッセンシャル解剖・生理学. 秀潤社. 2009. P10〜11

◆ 過去5年間に出題された関連問題
　[21回-午前-問題10]

[25回−午後−問題7] 誤っているのはどれか。（医学概論）
1．細胞外液で最も多いイオンはNa^+である。
2．血清はフィブリノーゲンを含む。
3．ABO式血液型でA型の血清中には抗B抗体が存在する。
4．好酸球は顆粒白血球である。
5．血小板は血液凝固に関係する。

◆ キーワード

体液組成　血液型　抗体

◆ 解説

　身体を構成している水分を体液といい、個人差はあるが、体重の約60％を占める。体液の約2/3は細胞の中にあり（これを細胞内液という）、残り細胞の外（これを細胞外液という）にあって、両者は細胞膜によって隔てられている。体液のイオン組成は両者で大きく異なり、細胞外液では陽イオンとしてNa^+、陰イオンとしてはCl^-が多い。これに対し細胞内液では陽イオンとしてK^+、陰イオンとしてはHPO_4^{2-}やタンパク質イオンが多い。

　血液は液体成分の血漿と、その中に浮遊する細胞成分よりなる。血液を試験管に取って放置すると、やがて血液はゼリー状に固まる。この固まりは、フィブリノーゲンというタンパク質が不溶性のフィブリンに変化し血球成分をフィブリンの網に絡めたもので、血餅と呼ばれる。さらに時間が経つと血餅は退縮して黄色い液体成分、すなわち血清が分離する。また、血液凝固阻止剤を加えた試験管に血液を取り遠心分離することで、細胞成分である赤血球、白血球、血小板と血漿に分けられる。

　血液型は250種類以上知られているが、ABO式、Rh式が広く用いられている。

1．細胞外液で最も多いイオンはNa^+、陰イオンはCl^-である。
2．血漿中よりフィブリノーゲン（線維素原）をはじめ血液凝固に関わるいくつかの物質を除いたものを血清と呼ぶ。
3．A型の血清中にはA抗原（凝集原）とB抗体（凝集素）が存在する。
4．白血球に特殊な染色を施すと、細胞質の顆粒の有無により顆粒白血球と無顆粒白血球に分けられる。顆粒白血球には好中球、好酸球、好塩基球が存在する。無顆粒白血球はリンパ球と単球に分類される。
5．血小板は、直径2～5μmの円盤状をした無核の細胞であり、止血作用（1次止血）をもつ。

［正解　2］

＜文献＞

佐藤昭夫ほか　編：人体の構造と機能 第3版．医歯薬出版．2012．P13～41
堀川宗之　著：新版エッセンシャル解剖・生理学．秀潤社．2009．P45～54

◆ 過去5年間に出題された関連問題

該当なし

[25回-午後-問題8] 交感神経の興奮によって起きるのはどれか。（医学概論）
1. 瞳孔縮小
2. 気管支拡張
3. 心拍出量減少
4. 胃液分泌増加
5. 消化管運動促進

◆ キーワード

自律神経系　交感神経　副交感神経

◆ 解説

　自律神経系は交感神経と副交感神経からなり、意志とは無関係に呼吸・循環、消化、排泄などの生命維持活動を調節する。大部分の内臓臓器は両方の神経支配を受けている。両神経は互いに拮抗して作用し、一方が促進的に働けば他方は抑制的に働き、両作用が釣り合って調節が行われている。

表　自律神経系の作用

効果器		交感神経	副交感神経
		反応	反応
眼	瞳孔括約筋	—	収縮（縮瞳）
心臓	洞房結節	心拍数増加	心拍数減少
	心室筋	収縮力増強、自動能亢進	収縮力減少
血管	冠血管	収縮／拡張	拡張
肺	気管支	弛緩	収縮
胃	運動	減少	増加
	分泌	抑制	促進
腸	運動	減少	増加
膀胱	排尿筋	弛緩	収縮
	括約筋	収縮	弛緩

（堀川宗之 著：新版エッセンシャル解剖・生理学. 秀潤社 2009. より1部抜粋）

1. 副交感神経の興奮による。
2. 交感神経の興奮による。
3. 副交感神経の興奮による。
4. 副交感神経の興奮による。
5. 副交感神経の興奮による。

［正解　2］

<文献>
　堀川宗之 著：新版エッセンシャル解剖・生理学. 秀潤社 2009. P220～222

◆ 過去5年間に出題された関連問題
　該当なし

[25回-午後-問題9] 誤っているのはどれか。(医学概論)
1. 精子は精巣上体で産生される。
2. 前立腺は精子を活性化する。
3. 卵巣ホルモンは急激な減少によって月経が生じる。
4. 子宮底は妊娠によって上昇する。
5. 胎児の放射線感受性は成人よりも高い。

◆ キーワード

生殖　感受性

◆ 解説

　生殖とは「卵子」と「精子」の受精によって新しい個体を作る機能をいう。生殖に関わる器官を生殖器といい、男性型または女性型に分化する。思春期にはいると、生殖器の急激な成熟が起こり、男性では精子の形成や排出機能が発達する。女性では卵巣内で卵胞が成熟し周期的な排卵が始まる。これらの現象は視床下部・下垂体・性腺系ホルモンの作用によって引き起こされる。

1. 精子は精巣で形成される。精巣上体(副睾丸)は精巣にかぶさり、精巣の後部で精管に続く管である。
2. 精嚢、前立腺、尿道球腺は付属生殖腺と呼ばれ、これらの腺から分泌された分泌物は精子の運動を活発化させる。
3. 卵巣ホルモンにはエストロゲン(卵胞ホルモン)とプロゲステロン(黄体ホルモン)がある。どちらも分泌期に増加し、減少に伴い月経期へと移行する。
4. 子宮上部の広がりを子宮底と言い、左右に卵管の開口部がある。妊娠に伴い当然ながら増大する。
5. ベルゴニー・トリボンドーの法則より細胞の放射線感受性は、
　　①分裂頻度の高いものほど感受性が高い
　　②形態、機能が未分化なものほど感受性が高い
　　③将来行なう分裂回数の多いものほど感受性が高い
　　とされている。

[正解　1]

<文献>
佐藤昭夫ほか　編：人体の構造と機能　第3版．医歯薬出版．2012．P348～357
中島章夫ほか　編：臨床工学講座　生体物性・医用材料工学．医歯薬出版．2010．P79

◆ 過去5年間に出題された関連問題

該当なし

【25回-午後-問題10】 身長180cm、体重81kgの人のBMI（body mass index）の値はどれか。
（臨床医学総論）
1. 18
2. 22
3. 25
4. 28
5. 30

◆ キーワード

BMI(Body Mass Index)　体重指数　肥満

◆ 解説

BMI（Body Mass Index）は体重指数といわれ、以下の式で算定される。

$$BMI = \frac{体重[kg]}{(身長[m])^2}$$

日本肥満学会ではBMI＝22を標準体重とし、25以上を肥満傾向としている。

題文より身長180 cm＝1.8 m、体重81 kgを式に代入すると、

$$BMI = \frac{81[kg]}{(1.8[m])^2} = 25$$

となる。

［正解　3］

＜文献＞

奈良信雄　著：臨床検査学講座　臨床医学総論/臨床検査医学総論　第2版. 医歯薬出版. 2007. P214～215

◆ 過去5年間に出題された関連問題

［23回-午前-問題10］

[２５回-午後-問題１１] ARDSの診断基準であるP_{aO_2}/F_{IO_2}[mmHg]はどれか。（臨床医学総論）
1. 50以下
2. 100以下
3. 150以下
4. 200以下
5. 250以下

◆ キーワード

呼吸不全　ARDS

◆ 解説

　ARDS（急性呼吸促迫症候群）は、敗血症や肺炎、誤嚥、外傷などによって引き起こされる肺の炎症性疾患である。診断基準として(1)急性発症、(2) $P_{aO_2}/F_{IO_2} \leqq 200mmHg$、(3)胸部X線写真で両側性浸潤影、(4)左房圧上昇の臨床所見なし（肺動脈楔入圧$\leqq 18mmHg$）が用いられている。

　正常成人大気圧下正常呼吸において、$P_{aO_2}=100mmHg, F_{IO_2}=0.21$とすると、P/F比は476mmHgとなり、ARDSでは酸素投与下においても半分以下となる。

［正解　4］

＜文献＞

廣瀬　稔ほか　著：臨床工学講座　生体代行装置学　呼吸療法装置学．医歯薬出版．2012．P68～P70
篠原一彦ほか　著：臨床工学講座　臨床医学総論．医歯薬出版．2012．P67

◆ 過去5年間に出題された関連問題

　［２０回-午前-問題２１］　［２２回-午前-問題２５］

【25回-午後-問題12】 右左シャントを主とする先天性心疾患はどれか。(臨床医学総論)
1．心室中隔欠損症
2．心房中隔欠損症
3．ファロー四徴症
4．動脈管開存症
5．心内膜床欠損症

◆ キーワード

先天性心疾患　右左シャント

◆ 解説

　先天性心疾患は非チアノーゼ性心疾患とチアノーゼ性心疾患に大別される。右左シャントを有する場合、右心系の静脈血が左心系の動脈血に流入し、動脈血の酸素分圧が低下することで全身性のチアノーゼが見られる。
　非チアノーゼ性：心房中隔欠損症、心室中隔欠損症、動脈管開存症、心内膜床欠損症、大動脈狭窄症
　チアノーゼ性：ファロー四徴症、大血管転位症、総肺静脈還流異常症、左心低形成症候群、三尖弁閉鎖症

[正解　3]

<文献>

篠原一彦ほか　著：臨床工学講座　臨床医学総論. 医歯薬出版. 2012. P103～P117

◆ 過去5年間に出題された関連問題

[20回-午前-問題25]

[２５回-午後-問題１３] 心筋梗塞の合併症はどれか。（臨床医学総論）
a. 僧房弁閉鎖不全症
b. 心室瘤
c. 大動脈弁閉鎖不全症
d. 心臓粘液腫
e. 心室中隔穿孔

1. a、b、c　　2. a、b、e　　3. a、d、e　　4. b、c、d　　5. c、d、e

◆ キーワード

虚血性心疾患

◆ 解説

心臓の冠状動脈の閉塞もしくは狭窄によって、その血流域の心筋が壊死に陥った状態を心筋梗塞という。
心筋梗塞では急性期と慢性期では合併症が異なる。
　(1) 急性期：自由壁破裂、心室中隔穿孔、僧房弁乳頭筋断裂
　(2) 慢性期：左心室瘤、僧房弁閉鎖不全

a. 僧房弁乳頭筋断裂や乳頭筋機能不全によって僧房弁閉鎖不全を呈する。
b. 壊死により脆弱化した左室自由壁が瘤状になる。
c. リウマチ性や細菌性心内膜炎に続発する弁膜症で、心筋梗塞の合併症ではない。
d. 左房に生じる良性腫瘍であり、心筋梗塞の合併症ではない。
e. 前壁中隔梗塞により発症する。

［正解　2］

＜文献＞
　篠原一彦ほか　著：臨床工学講座　臨床医学総論. 医歯薬出版. 2012. P95～P99

◆ 過去５年間に出題された関連問題
　［２３回-午前-問題２４］

[２５回-午後-問題１４] 副甲状腺機能亢進症の症状で誤っているのはどれか。（臨床医学総論）
1. 多飲
2. 多尿
3. テタニー
4. 胃潰瘍
5. 尿路結石

◆ キーワード

副甲状腺機能亢進症

◆ 解説

　副甲状腺からは副甲状腺ホルモン（PTH）が分泌される。PTHはカルシウム代謝に関与し、分泌過剰では高Ca血症および低P血症、胃・十二指腸潰瘍など消化器症状、多飲・多尿、意識障害、尿路結石が見られる。

1. 腎濃縮障害により多飲となる。
2. 腎濃縮障害により多尿となる。
3. テタニーは、しびれ（手、足、口唇）はあるが脱力発作は無い状態であり、低Ca血症や低Mg血症、アルカローシスで発症する。
4. 血中Ca上昇によりガストリンが分泌され消化器潰瘍を形成する。
5. 尿中Ca上昇により尿路結石（リン酸Ca、シュウ酸Ca）が発生する。

［正解　3］

＜文献＞

篠原一彦ほか　著：臨床工学講座　臨床医学総論．医歯薬出版．2012．P136〜P139

◆ 過去５年間に出題された関連問題

［２２回-午後-問題１４］

【25回-午後-問題15】 呼吸筋麻痺の原因となる疾患はどれか。（臨床医学総論）
 a. 糖尿病性神経障害
 b. ギラン・バレー症候群
 c. 重症筋無力症
 d. 筋萎縮性側索硬化症
 e. アルツハイマー病

 1. a、b、c　　2. a、b、e　　3. a、d、e　　4. b、c、d　　5. c、d、e

◆ キーワード

呼吸筋麻痺

◆ 解説
　神経および筋肉の疾患で、呼吸筋障害を起こす疾患には、ギラン・バレー症候群、重症筋無力症、筋萎縮性側索硬化症がある。

a. 糖尿病性神経障害は代謝障害による多発性神経障害、自律神経障害、および循環障害を主因とする単一性神経障害がある。呼吸筋麻痺は見られない。
b. ギラン・バレー症候群はびまん性に脊髄根をおかす疾患で、筋力低下がみられる。
c. 重症筋無力症は抗アセチルコリン受容体により、神経・筋伝達が阻害されるための筋肉の易疲労性や脱力が起こる自己免疫疾患で呼吸筋麻痺が見られる。
d. 筋萎縮性側索硬化症は運動系が広範に障害され、特に錐体路について上位運動ニューロンと下位運動ニューロンの障害が同時にみられ、呼吸筋麻痺を起す。
e. アルツハイマー病は、脳の広範な神経細胞の脱落に加え、老人斑、神経原性線維変化が多数出現する神経変性疾患で、呼吸筋麻痺は見られない。

［正解　4］

<文献>
　下　正宗ほか　編：コアテキスト4、疾病の成り立ちと回復の促進. 医学書院. 2006. P185, P298, P307〜310

◆ 過去5年間に出題された関連問題
　［20回-午前-問題29］　　［21回-午前-問題30］

【25回−午後−問題16】 正しい組合せはどれか。(臨床医学総論)
- a. 破傷風 ──────── 開口障害
- b. ガス壊疽 ──────── デブリードマン
- c. 結 核 ──────── ツベルクリン反応
- d. 大腸菌 ──────── グラム陽性球菌
- e. カンジダ症 ──────── 寄生虫

1. a、b、c　　2. a、b、e　　3. a、d、e　　4. b、c、d　　5. c、d、e

◆ キーワード

破傷風　ガス壊疽　結核　大腸菌　カンジダ症

◆ 解説
a. 破傷風とは、破傷風菌が産生する神経毒素により、全身の横紋筋の強直性痙攣・持続的緊張をきたす重篤な中毒症性疾患である。症状は顔面から体幹、四肢へと下降性に出現し、開口傷害は第1期の症状である。
b. ガス壊疽とは、ガスを産生する細菌により皮下組織や筋肉に壊死を起こす感染症の総称である。クロストリジウム属のウェルシュ菌によるものが多く、早急に適切な処置を要する。処置には高圧酸素療法や創開放・除去(デブリードマン)などが行われる。
c. 結核は、結核菌の飛沫核吸入(空気感染)により、経気道的に発症する。ツベルクリン反応は、ツベルクリン(ヒト型結核菌由来抗原)を皮内注射することで、結核菌由来抗原に対するⅣ型アレルギー反応をみる検査である。
d. 大腸菌は、グラム陰性桿菌に分類される。グラム陰性桿菌には、ヒトに対して病原性を有するものが多く含まれる。
e. カンジダ症とは、皮膚や消化管、口腔に常在するカンジダ属の繁殖によって起こる感染症である。カンジダ属は真菌に分類され、酵母の形態をとる。日和見感染を原因となる代表的な病原体である。

[正解　1]

＜文献＞
医療情報科学研究所　編. 病気がみえる　vol.6　免疫・膠原病・感染症　第1版. メディックメディア. 2010. P38, P164, P194~195, P200

◆ 過去5年間に出題された関連問題
[21回−午前−問題44]

[25回-午後-問題17] 尿管結石症について正しいのはどれか。（臨床医学総論）
a. 30～50歳代の男性に多い。
b. 我が国における罹患率は増加傾向にある。
c. 左尿管に多い。
d. 結石は単純エックス線写真で描出されない。
e. 無機成分としてシュウ酸カルシウムの頻度が高い。

1. a、b、c　　2. a、b、e　　3. a、d、e　　4. b、c、d　　5. c、d、e

◆ キーワード

尿管結石症

◆ 解説

　尿管腔内に尿成分中のカルシウムやシュウ酸、リン酸などのミネラル物質の一部が析出・結晶化し、これらが集合・沈着・増大して、尿管内にとどまった状態をいう。

a. 男性は女性の2倍以上と多く、30～50歳代に好発する。
b. 食生活が結石形成に関与しており、我が国の現代の食生活が欧米化したことにより罹患率は増加傾向にある。
c. 尿管結石の発症に左右差はない。
d. 尿管結石の大部分はエックス線を吸収するため、単純撮影で結石陰影を認める。しかし、尿酸結石、シスチン結石は単純エックス線撮影では捉えられない。
e. 食生活が結石形成に関与しており、脂肪の摂取の増加やシュウ酸を多く含む食品のホウレンソウ、チョコレートなどを過度に摂取すると高シュウ酸尿症となり、これにカルシウムが結合して、シュウ酸カルシウム結石が形成される。

［正解　2］

＜文献＞

篠原一彦ほか　著：臨床工学講座　臨床医学総論. 医歯薬出版. 2012. P179～P181

◆ 過去5年間に出題された関連問題
　［24回-午前-問題18］

[２５回－午後－問題１８] Ｃ型肝炎について正しいのはどれか。(臨床医学総論)
  a. 食物は感染経路の一つである。
  b. 発症には遺伝的要因が関与する。
  c. 肝硬変の原因となる。
  d. 針刺し事故は原因になる。
  e. ワクチンによって予防できる。

  1. a、b   2. a、e   3. b、c   4. c、d   5. d、e

◆ キーワード

ウイルス性肝炎　Ｃ型肝炎　肝硬変

◆ 解説
　我が国におけるウイルス性肝炎はＡ型、Ｂ型、Ｃ型がほとんどである。Ｃ型肝炎は自覚症状が少なく、多くは無症候のまま慢性化を辿る。

a. Ｃ型肝炎の感染経路は、血液感染（針刺し事故、輸血、刺青など）によるものである。
b. 発症に遺伝的要因は関与しない。
c. 肝硬変とは、慢性進行性肝疾患の週末像である。病因として肝炎ウイルス性が約80%を占めている。その内訳は、Ｃ型肝炎ウイルスが60%強、Ｂ型肝炎ウイルスが15%、その他である。
d. 医療従事の際の針刺し事故は、感染の原因となる。
e. ワクチンは、まだ開発されていない。

[正解　4]

＜文献＞
　岡庭　豊　編：イヤーノート内科・外科等編．メディックメディア．2008．ＰＢ-25, P43
　篠原一彦ほか　著：臨床工学講座　臨床医学総論．医歯薬出版．2012．P191～P192

◆　過去５年間に出題された関連問題
　[２２回－午後－問題１７]　[２４回－午前－問題２３]

[25回-午後-問題19] 異常値はどれか。（臨床医学総論）
a. 赤血球数：450万/μL
b. 白血球数：7,000/μL
c. 血小板数：50,000/μL
d. ヘマトクリット値：60%
e. ヘモグロビン濃度：14g/dL

1. a、b　　2. a、e　　3. b、c　　4. c、d　　5. d、e

◆ キーワード

血球成分

◆ 解説

血球成分の異常値に関する問題である。血球成分の基準値は様々な疾患、病態との比較において単位を含め重要であり基準値範囲外は異常値と考えられる。

a. 赤血球数の基準値は男子で約500万/μL、女子では約450万/μLである。
b. 白血球数の基準値は4,000/μLから9,000/μLである。
c. 血小板数の基準値は150,000/μLから400,000/μLである。
d. ヘマトクリット値の基準値は40から45%である。
e. ヘモグロビン濃度は男子で約16g/dL、女子では約14g/dLである。

［正解　4］

＜文献＞

篠原一彦ほか　著：臨床工学講座　臨床医学総論. 医歯薬出版. 2012. P227～P250

◆ 過去5年間に出題された関連問題

該当なし

> **[25回-午後-問題20]** 全身麻酔の基本となる4要素で**ない**のはどれか。（臨床医学総論）
> 1．不動化
> 2．鎮　静
> 3．鎮　痛
> 4．低血圧
> 5．自律神経反射抑制

◆ キーワード

全身麻酔

◆ 解説

全身麻酔の4要素とは「鎮痛」、「意識消失」、「筋弛緩」、「循環器系安定」である。

4．脳動脈瘤の手術や出血量の低減のため、人為的に降圧薬を使用して血圧を降下させる"低血圧麻酔法"があるが、麻酔の4要素ではない。

［正解　4］

<文献>

篠原一彦ほか　著：臨床工学講座　臨床医学総論．医歯薬出版．2012．P251～P253

◆ 過去5年間に出題された関連問題

［23回-午後-問題23］

[25回-午後-問題21] スワン・ガンツカテーテルによって得られる指標はどれか。（臨床医学総論）
a. 中心静脈圧
b. 肺動脈圧
c. 左室内圧
d. 大動脈弁上圧
e. 肺動脈楔入圧

1. a、b、c　　2. a、b、e　　3. a、d、e　　4. b、c、d　　5. c、d、e

◆ キーワード

心内圧

◆ 解説

　サーモダイリューションカテーテル（スワン・ガンツカテーテル）は、血行動態の評価や循環の管理に用いられ、右心系の圧測定と熱希釈法による心拍出量測定を行うことができる。
　カテーテル挿入時には中心静脈圧や右心房圧、右心室圧、肺動脈圧、肺動脈楔入圧などの右心系圧力を測定することができる。

a. カテーテル挿入時に測定することができる。
b. カテーテル留置後は、カテーテル先端のバルーンを収縮させた状態で測定を行う。
c. 左室の拡張末期圧（僧房弁開放時）は肺動脈楔入圧と等圧となるが、収縮期（僧房弁閉鎖時）の内圧は左心室カテーテル検査でしか測定することはできない。
d. 大動脈弁上圧力は左心カテーテル検査で測定する。
e. カテーテル留置後は、カテーテル先端のバルーンを拡張させた状態で測定を行う。

［正解　2］

＜文献＞

石原　謙　編：臨床工学講座　生体計測装置学. 医歯薬出版. 2011. P136～P139

◆ 過去5年間に出題された関連問題

該当なし

[25回-午後-問題22] 感染リスクを軽減するためにとられる標準予防策の対象物で**ない**のはどれか。（臨床医学総論）

1．汗
2．血液
3．体液
4．粘膜
5．損傷した皮膚

◆ キーワード

標準予防策

◆ 解説

　標準予防策（スタンダードプリコーション）とは、全ての患者のケアに分け隔てなく実施する必要がある感染予防策のことである。基盤は、「あらゆる人の血液、すべての体液、分泌物、汗以外の排泄物、創傷のある皮膚、および粘膜には感染性があると考えて取り扱う」という考え方である。

1．汗は、標準予防策の対象物とならない。

［正解　1］

＜文献＞

　小熊恵二ほか　編：コンパクト微生物学．南江堂．2004．P154

◆ 過去5年間に出題された関連問題

　［21回-午前-問題4］

【25回-午後-問題23】 芽胞に有効な消毒薬はどれか。(臨床医学総論)
1. 界面活性剤
2. 消毒用アルコール
3. クロルヘキシジン
4. グルタールアルデヒド
5. 塩化ベンザルコニウム

◆ キーワード

消毒・滅菌　芽胞

◆ 解説

　細菌の中には、栄養不足や乾燥、熱など増殖に不都合な環境になると菌体内に芽胞という耐久型の構造物を形成するものがある。これらは嫌気性菌であり、クロストリジウム属のボツリヌス菌、破傷風菌などが挙げられる。芽胞は消毒薬や熱、乾燥に抵抗を示す。そのため、消毒薬では高レベル消毒薬であるグルタールアルデヒドか、中レベル消毒薬である次亜塩素酸ナトリウムが有効である（下図参照）。

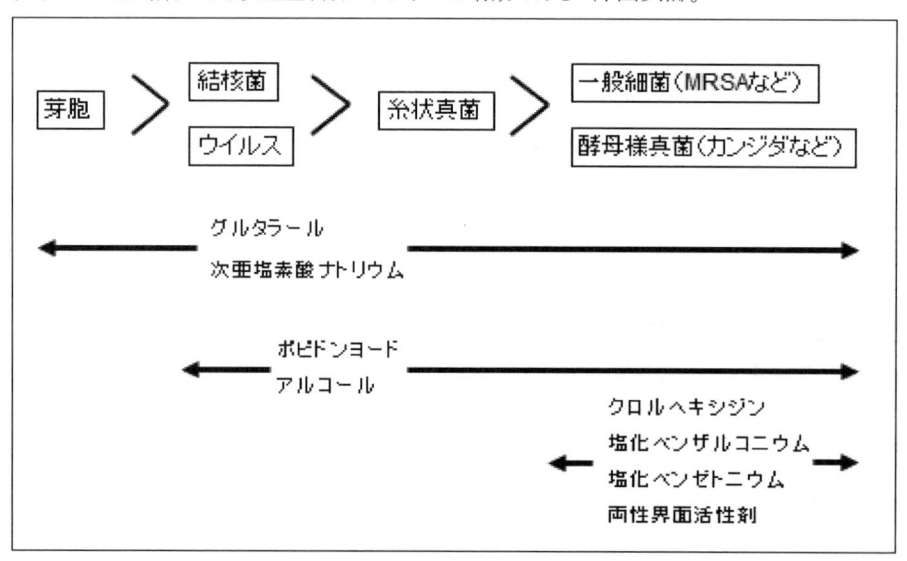

図　微生物の消毒薬に対する抵抗性の大きさ、および消毒薬の抗菌スペクトル

1. 界面活性剤は、低レベル消毒薬のため芽胞には無効である。
2. 消毒用アルコールは、中レベル消毒薬のため芽胞には無効である。
3. クロルヘキシジンは、低レベル消毒薬のため芽胞には無効である。
4. グルタールアルデヒドは、すべての微生物に有効である。そのため芽胞に有効な消毒薬である。
5. 塩化ベンザルコニウムは低レベル消毒薬のため、芽胞には無効である。

［正解　4］

<文献>
　伊藤寛伊　編：[改訂]消毒と滅菌のガイドライン．へるす出版．2005．P80〜102

◆ 過去5年間に出題された関連問題
　［20回-午前-問題30］　［21回-午前-問題45］

> [25回−午後−問題24] 正しい組合せはどれか。（臨床医学総論）
> a. ビタミンB_1欠乏症 ——— Wernicke脳症
> b. ビタミンB_{12}欠乏症 ——— 悪性貧血
> c. ビタミンC欠乏症 ——— 骨軟化症
> d. ビタミンD欠乏症 ——— 錐体外路症状
> e. ビタミンK欠乏症 ——— 甲状腺機能低下症
>
> 1. a、b　　2. a、e　　3. b、c　　4. c、d　　5. d、e

◆ キーワード

ビタミン欠乏症

◆ 解説

　水溶性ビタミン（B_1、B_2、B_6、ニコチン酸、B_{12}、C）は過剰に摂取しても尿中に排泄され、体内蓄積量は少ない。したがって過剰症はまれである。脂溶性ビタミン（A、D、E、K）は腸管から吸収されるときに脂質吸収の影響を受ける。

a. ビタミンB_1欠乏症では脚気（多発性神経炎）高ピルビン酸血症も見られる。
b. ビタミンB_{12}欠乏症では亜急性連合性脊髄変性症も見られる
c. ビタミンC欠乏症では歯肉出血や皮下出血が見られる。骨軟化症はビタミンD欠乏症で発症する。
d. ビタミンD欠乏症では骨軟化症が見られる。錐体外路症状は、筋緊張亢進‐運動減退症候群（パーキンソン症）もしくは筋緊張低下‐運動亢進症候群（舞踏病）に大別される。
e. ビタミンK欠乏症では出血傾向が見られる。甲状腺機能低下症は甲状腺ホルモン（T_3、T_4）分泌低下により発症する。

［正解　1］

＜文献＞

篠原一彦ほか　著：臨床工学講座　臨床医学総論．医歯薬出版．2012．P155

◆ 過去5年間に出題された関連問題
　［24回−午後−問題2］

【25回-午後-問題25】 単位の組合せで**誤っている**のはどれか。（生体計測装置学）
1. 1 atm ——— 10.34 mH₂O
2. 1 F ——— 1 A・s・V⁻¹
3. 1 Gy ——— 1 J・kg⁻¹
4. 1 T ——— 1 Wb・m⁻²
5. 1 H ——— 1 A・V・s⁻¹

◆ キーワード

単位系　圧力　静電容量　吸収線量　磁束密度　インダクタンス

◆ 解説

単位に関する問題である。単位は物理法則や定理と密接な関連があるので、よく理解することが重要である。

1. atm と mH₂O は、圧力を表す非 SI 単位。1atm を SI 組立単位で表すと 101.3kPa。SI 基本単位で表すと 101300 $m^{-1}\cdot kg\cdot s^{-2}$。
2. F（ファラド）は静電容量を表す SI 組立単位。SI 基本単位で表すと $m^{-2}\cdot kg^{-1}\cdot s^4 A^2$。
3. Gy（グレイ）は吸収線量を表す SI 組立単位。SI 基本単位で表すと $m^2 s^{-2}$。
4. T（テスラ）は磁束密度を表す SI 組立単位。SI 基本単位で表すと $kg\cdot s^{-2} A^{-1}$。
5. H（ヘンリー）はインダクタンスを表す SI 組立単位。$1 A^{-1}\cdot V\cdot s$ が正しい。SI 基本単位で表すと $m^2\cdot kg\cdot s^{-2} A^{-2}$。

[正解　5]

<文献>

小野哲章ほか　編：臨床工学技士標準テキスト．金原出版．2009．P423〜425
嶋津秀昭ほか　著：臨床工学講座　医用機械工学．医歯薬出版．2011．P74〜76

◆ 過去5年間に出題された関連問題

［20回-午前-問題50］　［22回-午後-問題25］

[25回-午後-問題26] 図の周波数特性を持つ生体計測機器はどれか。（生体計測装置学）
1. 脳波計
2. 心電計
3. 筋電計
4. 視覚誘発電位計
5. 観血式血圧計

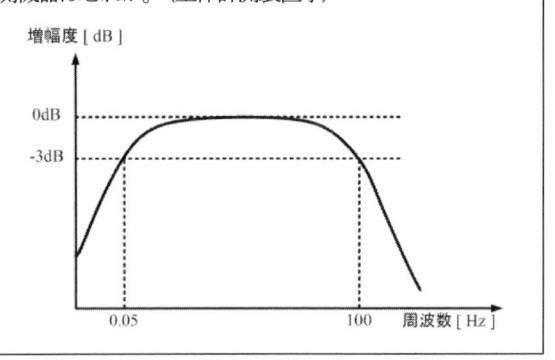

◆ キーワード

周波数特性　各種生体計測機器　遮断周波数

◆ 解説

　図に示された周波数特性から、下限周波数（低域遮断周波数）が 0.05Hz、上限周波数（高域遮断周波数）が 100Hz である生体計測機器を問う問題である。

1. 脳波の測定に必要な周波数帯域は、0.5Hz〜100Hz である。
2. 心電図信号の測定に必要な周波数帯域は、0.05Hz〜100Hz 程度であり、図の周波数特性と一致する。
3. 筋電の測定に必要な周波数帯域は、5Hz〜10kHz である。
4. 視覚誘発電位の測定に必要な周波数帯域は、0.5Hz〜300Hz である。
5. 観血式血圧計の測定に必要な周波数帯域は、DC〜30Hz 程度である。

[正解　2]

＜文献＞

石原　謙　編：臨床工学講座　生体計測装置学．医歯薬出版．2010．P56
金井　寛ほか　著：生体計測学．コロナ社　2009．P134
日本生体医工学会ME技術教育委員会　編：MEの基礎知識と安全管理改訂第5版．南工堂．2009．P151

◆ 過去5年間に出題された関連問題

　[20回-午前-問題53]　[21回-午前-問題55]　[24回-午前-問題28]

【25回-午後-問題27】脳波記録の基線動揺を低減させるために用いるのはどれか。(生体計測装置学)
1．高域フィルタ
2．低域フィルタ
3．帯域遮断フィルタ
4．インストスイッチ
5．感度切り替えスイッチ

◆ キーワード

脳波　フィルタ　インストスイッチ　感度切り替えスイッチ

◆ 解説

　基線動揺とは、基線すなわち直流レベルがゆっくり変動することを言い、電極と体表の間に発生する分極電圧が、被検者の体動などにより変動することにより発生する。これは、脳波が含む周波数帯域より低い周波数成分の雑音であるから、基線動揺を低減させるためには、低い周波数成分を除去する必要がある。

1．高域通過フィルタ。遮断周波数が、生体信号が含む周波数帯域と雑音に含まれる低い周波数帯域の間に設定されていれば、雑音を低減することができる。
2．低域通過フィルタ。脳波は、基線動揺の原因となる雑音より高い周波数成分を持つので低域通過フィルタでは、有効な雑音除去ができない。
3．帯域遮断フィルタは、ある周波数帯域成分(低域遮断周波数と高域遮断周波数の間の周波数成分)を遮断するためのフィルタであり、低い周波数成分の雑音を除去するには適さない。
4．インストスイッチは測定電極と増幅回路を遮断するとともに、増幅回路の中のコンデンサに蓄えられた電荷を放電して、出力を強制的にゼロにする(リセットする)インスト回路を作動させるスイッチで、測定開始時や誘導切換えの際に一時的に発生する雑音を除去するために使われる。脳波等の生体信号測定時に継続的に発生する雑音の除去には適さない。
5．感度切り替えが有効なのは、①脳波信号が小さく、記録・表示装置への出力信号振幅が不足する場合に感度を上げる、②脳波信号が大きく、増幅器が飽和したり、記録・表示装置が振り切れる場合に感度を下げる、などのケースである。感度切り替えスイッチは、周波数によって信号と雑音を分別する機能を持たないため、このケースでは有効な雑音除去はできない。

[正解　1]

<文献>

石原　謙　編：臨床工学講座　生体計測装置学．医歯薬出版．2010．P86~88
金井　寛ほか　著：生体計測学．コロナ社．2009．P134

◆ 過去5年間に出題された関連問題
　[23回-午後-問題26]　[24回-午前-問題27]

[25回-午後-問題28] 観血式血圧計の測定誤差を増加させる要因で**ない**のはどれか。（生体計測装置学）
1．カテーテル内での血液凝固
2．電源投入直後の血圧測定開始
3．血圧トランスデューサの高さの変化
4．短くて硬い材質のカテーテルの使用
5．カテーテル内への気泡の混入

◆ キーワード

観血式血圧測定　測定誤差

◆ 解説

観血式血圧計の測定誤差には様々な要因がある。代表的なものを以下にあげる。

誤差要因	測定される血圧値		
	最高	最低	平均
トランスデューサの位置が高い	下がる	下がる	下がる
トランスデューサの位置が低い	上がる	上がる	上がる
ゼロ点がドリフトする	同じ方向へずれる		
気泡の混入	下がる	上がる	変化なし
カテーテル先端が詰まる 尖端が血管壁にあたる	下がる	上がる	変化なし
共振する	上がる	下がる	ずれる

1．カテーテル内の凝固によって、断面積が減少し圧力が伝わりにくくなる。
2．最近のモニタはセルフチェック後、測定が開始できる機種が多いので問題は生じにくいかもしれない。金属ストレインゲージ式センサでは、温度補正により影響がある。
3．トランスデューサの高さは、測定値にダイレクトに影響する。
4．カテーテルがもつ共振周波数が、血圧の周波数と一致することにより共振現象を引き起こす。血圧測定における共振現象を防ぐためには測定系が持つ共振周波数を血圧の周波数より高くする必要がある。共振周波数を高くするカテーテルの要因は「短く」、「固く」、「太く」である。
5．カテーテル内の気泡の混入は、ダンピング成分としての働きをする。気泡を収縮させることにより圧力伝達がロスするため正確に伝わらない。気泡の存在によって共振周波数も低下することになり共振現象が起きやすくなる。

[正解　4]

<文献>

石原　謙　編：臨床工学講座　生体計測装置学．医歯薬出版．2010．P109〜110
加納　隆ほか　編：ME機器トラブルチェック．南江堂．2005．P21

◆ 過去5年間に出題された関連問題

該当なし

【25回-午後-問題29】 アンペロメトリック法を用いる電極はどれか。(生体計測装置学)
1. 絶縁電極
2. クラーク型酸素電極
3. pH電極
4. セベリングハウス型二酸化炭素電極
5. ISFET

◆ キーワード

アンペロメトリック法　クラーク型酸素電極　ガラス電極　セベリングハウス電極

◆ 解説

被検液に浸した2つの電極に電圧をかけると電極間に電流が流れる。この時の電流と電圧の関係をポーラログラムという。電極に適当な電圧を加えて電極における酸化還元反応による電流を測定することによって測定対象の物質濃度を知る方法をポーラログラフィーという。センサにポーラログラフィーを用いるときは、物質選択膜によって測定対象だけを電極内に導き、測定対象を含む酸化還元反応によりその濃度を電流変化として測定する。この方法をアンペロメトリック法と呼ぶ。

1. 針電極表面にコーティング処理(絶縁被膜)を行った電極を絶縁電極という。
2. クラーク型酸素電極では、陽極として銀-塩化銀電極、陰極として白金電極を用いる。これらの電極に電圧をかけることにより陽極では銀イオンとClイオンから塩化銀を生成しこの時、電子の放出(酸化反応)が起こる。陰極では、この自由電子と測定対象である酸素濃度に応じた還元電流(還元反応)が生じる。この電流は、酸素濃度に依存している。

$$陽極\ \ 4Ag^+ + Cl^- \rightarrow 4AgCl + 4e^-\ \ (酸化反応)$$
$$陰極\ \ O_2 + 2H_2O + 4e^- \rightarrow 4OH^-\ \ (還元反応)$$

酸素透過膜としてポリプロピレン、ポリエチレン、テフロン膜がある。
3. pH電極のガラス薄膜を構成するケイ素と酸素原子からNaが、イオン化してその代わりに被検液中の水素イオンが結合することができる。ガラス膜を挟んで水素濃度の異なる溶液があると水素イオン濃度差に応じた膜電位(起電力)変化が生じ、これを測定することによって水素イオン濃度を知ることができる。ガラス電極によるpH測定は、電位差を測定することからポテンションメトリック法に分類される。
4. セベリングハウス型二酸化炭素電極の基本構造は、テフロン膜(物質選択膜)を被ったpH電極である。テフロン膜内部は$NaHCO_3$を主体とする内部液で充填されておりテフロン膜を通過した炭酸ガスがH_2Oと反応して水素イオンを生成する($CO_2 + H_2O \rightarrow H^+ + HCO_3^-$)。電極内のpH変化を炭酸ガス濃度として測定する。基本がpH電極であることからこれもポテンションメトリック法に分類される。
5. N型半導体とP型半導体が組み合わされた増幅器である。ゲートを覆う絶縁物に測定対象が吸着されやすい材料を用いることにより測定対象濃度に応じたドレイン電流を得ることができる。これを測定してセンサとしたものがion selective FET (ISFET)である。

[正解　2]

<文献>

石原　謙　編：臨床工学講座　生体計測装置学. 医歯薬出版. 2010. P167~174

◆ 過去5年間に出題された関連問題

[20回-午前-問題59]　[21回-午前-問題60]　[21回-午前-問題64]

[25回-午後-問題30] 超音波診断装置で**誤っている**のはどれか。（生体計測装置学）
1. 超音波ビーム軸方向の2カ所を弁別する能力を距離分解能という。
2. Bモードは生体の断面をリアルタイムで観察するのに適している。
3. リニア走査方式は心臓の画像診断に適している。
4. 胎児心拍数の測定にはドプラ法が用いられる。
5. 腹部超音波診断に用いられる周波数は3〜5MHzである。

◆ キーワード

距離分解能　方位分解能　リニアスキャン

◆ 解説

　超音波における分解能には、距離分解能（超音波ビーム上の2点を識別する能力）と方位分解能（超音波ビームと垂直な方向の2点を識別する能力）がある。

1. 超音波ビーム上の2点を識別する能力を距離分解能という。超音波の周波数が高いほど、打ちだし波数が少ないほど距離分解能は優れる。
2. Bモードは輝度変調とも呼ばれ、受信した超音波の強さを距離の軸上に明るさの点として表示する方法である。断層図では、超音波を異なった方向に照射し、反射超音波をBモード表示、照射方向に準じて整列し断層像を得ている。
3. プローブ面から垂直に超音波を発射し、長方形の断層面を構成するスキャン方法をリニアスキャンという。心臓断層図ではその前面に肺があるため探触子の接地面を大きくとることができない。そこで扇型に広がる広角スキャン（セクタ）方式を採用している。振動子の数が少ないためリニアやコンベックスと比べて画質はよくない。
4. 胎児心拍測定は、胎児の状態を表す重要なモニタリング項目である。胎児の心臓に対して超音波ビームを照射し、血流によるドプラ効果を利用して心拍測定が行われる。一般的には母親の下腹部にトランスデュサをあて胎児心拍を測定する。
5. 腹部超音波診断に用いられる周波数は、3〜5MHzである。

[正解　3]

<文献>
　石原　謙　編：臨床工学講座　生体計測装置学．医歯薬出版．2010．P199-207

◆ 過去5年間に出題された関連問題
　［21回-午前-問題61］　［24回-午後-問題30］

【25回-午後-問題31】 PETについて**誤っている**のはどれか。（生体計測装置学）
1．PETでは加速器を用いて作った核種を生体に投与する。
2．PETはβ線を検出して画像化する。
3．FDG-PETによって糖代謝の高い組織が可視化される。
4．陽電子は電子と同じ質量を持つ。
5．陽電子は電子と結合して消滅する。

◆ キーワード

PET　FDG　β線　陽電子

◆ 解説

　PET（Positron emission tomography）は、陽電子を放出する核種を用いた断層撮影技術である。体内に注入した核種から放出された陽電子は、近くの電子と対消滅反応を起こす。この時に2本のγ線が消滅放射線としてそれぞれ正反対の方向に放出される。PET装置では、人体を取り巻くように配置された検出器によって同時に検出されたγ線だけを用いて画像化する。反対方向だけに放出されるγ線の検出は、カメラのしぼりに相当するコリメータを必要としない。同じγ線を検出するSPECTより感度、定量性に優れる理由の一つである。

1．陽電子放出核種は、加速器（サイクロトロン）を用いて作られる。
2．PETは、γ線を検出して画像化する。
3．^{18}F-FDGは、フルオロデオキシグルコース（FDG）を陽電子放出核種であるF-18（フッ素）で標識した物質である。FDGは、ブドウ糖と同じように細胞に取り込まれるが糖代謝の途中で留まり細胞に蓄積される。FDGは、腫瘍細胞のような代謝の活発な組織に多く蓄積する。
4．陽電子は、電子と同じ質量を持つ。
5．陽電子は、近くの電子と対消滅反応を起こす。

［正解　2］

＜文献＞
　石原　謙　編：臨床工学講座　生体計測装置学．医歯薬出版．2010．P251〜256

◆ 過去5年間に出題された関連問題
　［20回-午前-問題63］　［22回-午後-問題30］

[２５回-午後-問題３２] 自動血球計数装置で**計測**できないのはどれか。（生体計測装置学）
1．平均赤血球恒数
2．白血球数
3．血小板数
4．ヘマトクリット値
5．活性化凝固時間

◆ キーワード

自動血球計数装置　赤血球恒数　白血球数　赤血球数　血小板数　ヘマトクリット

◆ 解説

　自動血液検査装置は、血球数などを測定する自動血球計数装置と白血球の細胞種類を分類する自動白血球分類装置から構成される。自動血球計数装置は、赤血球数、白血球数、ヘマトクリット値、ヘモグロビン濃度、平均赤血球ヘモグロビン量（MCH）、平均赤血球容積（MCV）、平均赤血球ヘモグロビン濃度（MCHC）、血小板数を測定可能である。

1．赤血球恒数（MCH、MCV、MCHC）は、以下の計算式によって導かれる。

$$MCH(pg) = \frac{Hb(g/dl) \times 10}{RBC(10^6)} \qquad MCV(fl) = \frac{Ht(\%) \times 10}{RBC(10^6)} \qquad MCHC(\%) = \frac{Hb(g/dl) \times 100}{Ht(\%)}$$

Hb：ヘモグロビン濃度　RBC：赤血球数　Ht：ヘマトクリット値

正常値　MCH：27~32pg　MCV:80~100fl　MCHC:30~36%

2．血球計測は、電気抵抗方式（コールター理論）で赤血球、白血球など有形成分が細孔（アパチャー）を通過するときの電気抵抗変化から数を数えている。赤血球では、白血球も含めて同時測定する。赤血球計測における白血球は、少数であるためその数を無視（合算）して差し支えない。

3．血小板も他の血球同様電気抵抗法で測定される。血小板は、大きさが小さいため赤血球などと区別可能である。

4．ヘマトクリット値は、血液中に占める血球体積の割合を示す値である。電気抵抗方式で得られるパルスの高さが赤血球の容積に比例していることを利用する方法、血液電導度を利用する方法などがある。

5．活性化凝固時間（ACT）は、カオリン、セライトなどの凝固活性剤と血液を混合して凝固するまでの時間を測定する検査法である。体外循環中の血液凝固能に対するヘパリン管理に用いられる。

[正解　5]

<文献>

石原　謙　編：臨床工学講座　生体計測装置学．医歯薬出版．2010．P317-328
臨床検査入門編集員会　編：医学領域における臨床検査学入門．KTC中央出版．2005．P415

◆ 過去5年間に出題された関連問題

[２３回-午前-問題３２]

【25回-午後-問題33】 ICD（植込み型除細動器）について正しいのはどれか。（医用治療機器学）
a. 心室細動に対して高周波通電を行う。
b. AEDの別名である。
c. 心房細動にも適用する。
d. 頻拍停止に対するペーシング機能を持つ。
e. 通電エネルギーは数十ジュールである。

1. a、b　　2. a、e　　3. b、c　　4. c、d　　5. d、e

◆ キーワード

ICD　AED　除細動器

◆ 解説

　ICDはImplantable Cardioverter Defibrillatorの略で、植込み型除細動器と訳される。ICDは、心室頻拍（VT）や心室細動（VF）など致死的不整脈の治療に有効な方法である。1996年に健康保険の適応が認められ薬物治療やカテーテルアブレーションとならび、不整脈治療の重要な柱として確立されている。

a. 通電時の波形には、高周波ではなくTruncated Exponential Biphasic波形という低エネルギーでかつ高効率な二相性波形が用いられる。
b. AEDはAutomated External Defibrillatorの略で、自動体外式除細動器のことである。
c. ICDの適用となる不整脈は心室細動、持続性心室頻拍、器質的心疾患に伴う非持続性心室頻拍が挙げられる。心房細動は適用とならない。
d. 頻拍を感知すると、頻拍停止機能が作動する。
e. 体内における直接通電の場合は、成人の場合20～60Jで設定される。

［正解　5］

＜文献＞
　篠原一彦　編：臨床工学講座　医用治療機器学．医歯薬出版．2009．P43～46
　横山正義　編：クリニカルエンジニアリング．秀潤社．2001．P765

◆ 過去5年間に出題された関連問題
　［22回-午前-問題33］　［22回-午後-問題33］　［24回-午前-問題35］

[２５回−午後−問題３４] 心臓ペースメーカについて正しいのはどれか。(医用治療機器学)
a. 刺激閾値は経年的に低くなる。
b. 植込み式はリチウム電池を用いる。
c. 刺激電極は白金系の合金電極を用いる。
d. 出力パルス幅は約 10ms である。
e. NBG（ICHD）コードの第１文字は検出部位を表す。

1. a、b　　2. a、e　　3. b、c　　4. c、d　　5. d、e

◆ キーワード

心臓ペースメーカ　リチウム電池　NBG コード　ICHD コード　閾値

◆ 解説

　心筋に接触または近傍した電極から人工的な電気刺激を与え、心筋を興奮させることをペーシングという。心筋を興奮させるために必要な最小の刺激の強さを刺激閾値という。心臓ペースメーカからの刺激閾値より強い刺激を与えなければ心筋を興奮させることはできない。刺激の強さおよびエネルギーは、電圧、電流そして通電時間（パルス幅）によって決まる。

a. 刺激閾値は、ペースメーカ植込み後、経年的に高くなる。例えば、ペースメーカ植込み後、電極近傍に慢性期の線維組織の生成が起こると閾値の上昇を認める。
b. 植込み型のペースメーカの場合はヨウ素リチウム電池、体外式の場合はアルカリ電池またはリチウム電池が使用される。
c. 電極の材質には、白金イリジウム、チタン、カーボンなどが使用される。
d. 出力パルス幅は、0.2〜2ms 程度の範囲で設定可能で、最も効率がよいのは 0.5ms である。
e. 第１文字は刺激部位を表す。

[正解　3]

<文献>

篠原一彦　編：臨床工学講座　医用治療機器学．医歯薬出版．2009．P5〜12

◆ 過去５年間に出題された関連問題

[２０回−午前−問題６８]　[２１回−午前−問題６６]　[２２回−午前−問題３４]
[２３回−午後−問題３３]　[２４回−午後−問題３４]

[25回-午後-問題35] 輸液ポンプについて正しいのはどれか。(医用治療機器学)
1．低流量の場合にはシリンジ方式がよい。
2．シリンジ方式には気泡アラームがある。
3．滴数制御方式は薬液の表面張力の影響を受けない。
4．気泡を除去する際はドアを開けてからクレンメを閉じる。
5．サイフォニング現象はペリスタルティック方式で発生する。

◆ キーワード

輸液ポンプ　滴数制御方式　シリンジ方式　サイフォニング現象　ペリスタルティック方式

◆ 解説

　輸液ポンプは、単位時間当たりの設定流量を正確に注入し、安定した輸液量を維持するために用いられる機器である。輸液方式には、機械注入方式として、①チューブをポンプによって蠕動運動させ、薬液を送り出すペリスタルティック方式、②薬液容器の体積を機械的に縮小させ、薬液を送り出すピストンシリンダ方式がある。その他に、③滴下数を検出する滴下センサと、チューブを圧閉するオクルーダからなる小型の輸液コントローラを用いて、滴下数を調節する自然滴下方式、④薬液容器にあらかじめ圧をかけておき、リリース弁の開放によって容器内の薬液を徐々に放出させる予圧注入方式がある。

1．精度を担保するために、低流量の場合はシリンジ方式を使用する。輸液ポンプの精度は設定値に対し±10％以内程度であるが、シリンジ方式は±3％以内程度であり、輸液ポンプより高精度となっている。
2．シリンジ方式の警報機能として気泡アラームは無い。
3．滴数制御方式は薬液の表面張力の影響を受ける。
4．ドアを開けてからクレンメを閉じる場合、ドアを開けた瞬間に落差で気泡が薬液と一緒に体内に混入する恐れがあるため、ドアを開ける際はクレンメを閉じてから行う。
5．サイフォニング現象は、シリンジ方式のセット不良で発生する。

[正解　1]

＜文献＞

篠原一彦　編：臨床工学講座　医用治療機器学．医歯薬出版．2009．P188〜200

◆ 過去5年間に出題された関連問題
　　[20回-午前-問題69]　　[21回-午前-問題68]　　[22回-午前-問題35]
　　[23回-午前-問題33]　　[23回-午後-問題41]　　[24回-午後-問題35]

[25回－午後－問題36] 網膜光凝固装置で正しいのはどれか。（医用治療機器学）
a. 近赤外レーザ光を用いて病変部位を熱凝固させる。
b. 使用するレーザ出力は 10～100W である。
c. 1回の照射時間は 0.2～1.0 秒である。
d. 眼底鏡と組み合わせて使用する。
e. 網膜細動脈瘤の治療に適用できる。

1. a、b、c　　2. a、b、e　　3. a、d、e　　4. b、c、d　　5. c、d、e

◆ キーワード

網膜光凝固装置　Arレーザ　眼底鏡

◆ 解説

　レーザ光の治療効果は、切開、蒸散、凝固・止血、光組織破壊、光化学作用など多彩で、多種類のレーザ治療装置が臨床に用いられている。

　Ar（アルゴン）イオンと Kr（クリプトン）イオンレーザ装置は、網膜凝固用のレーザとして、糖尿病網膜症、膜中心静脈分枝閉塞症、網膜裂孔などの眼底疾患の治療に用いられているが、現在は、緑色、黄色、赤色を選択して照射できる半導体レーザ装置が主流となっている。

a. Ar イオンレーザは 488nm、514nm、Kr イオンレーザは 647nm の可視光を用いる。
b. レーザ出力は 0.1～2W 程度である。
c. 1回の照射時間は 0.2～1.0 秒程度である。
d. 眼底鏡と組み合わせて使用する。
e. 網膜細動脈瘤など網膜で起こる疾患に対し適用できる。

[正解　5]

<文献>

篠原一彦　編：臨床工学講座　医用治療機器学．医歯薬出版．2009．P103～107

◆ 過去5年間に出題された関連問題

該当なし

[25回-午後-問題37] 超音波切開凝固装置で**誤っている**のはどれか。（医用治療機器学）
1．アクティブブレードは45～55kHzの周波数で振動する。
2．70～100℃で組織中のタンパク質を凝固させる。
3．凝固しながら切開ができる。
4．電気メスに比べて凝固操作が短時間で可能である。
5．内視鏡下手術に用いられる。

◆ キーワード

超音波切開凝固装置　アクティブブレード　切開　凝固

◆ 解説

　超音波凝固切開装置とは、超音波振動の摩擦力で切開や凝固を行う治療機器である。組織に与える熱損傷が少ないため、血管・神経に近い繊細な剥離操作が可能である。本体とプローブから構成され、プローブは形状の違いにより、シザーズ型とフック型が主に使用されている。シザーズ型は高速で振動するアクティブブレード部分とパッドから構成される。この部分で組織を挟みこみ切開や凝固を行うことができる。フック型はアクティブブレードのみの構造であり、ブレードを組織に接触、圧迫そして引っかけたりすることで切開や凝固を行う。

1．アクティブブレードは、45～55kHzの周波数で振動し、長軸方向に50～100μmの幅で往復運動を繰り返す。
2．低温（約70～100℃）での凝固が可能であるため周囲の組織に熱損傷を与えにくい。
3．凝固と切開を同時に行うことができる。
4．電気メスと比較すると切開・凝固時間は長くなる。

[正解　4]

<文献>

篠原一彦　編：臨床工学講座　医用治療機器学．医歯薬出版．2009．P151～154

◆ 過去5年間に出題された関連問題
　[20回-午前-問題72]　[21回-午前-問題72]　[22回-午前-問題36]

[25回-午後-問題38] ハイパーサーミアについて正しいのはどれか。(医用治療機器学)
a. RF容量結合型加温法では電極直下の脂肪層をボーラスで冷却する。
b. RF容量結合型加温法は深在性腫瘍の治療には適さない。
c. マイクロ波加温法は抵抗成分に発生するジュール熱を用いる。
d. 超音波加温法は超音波を患部に収束させて加温する。
e. 全身加温法は血液を体外循環させて全身を加温する。

1. a、b、c　　2. a、b、e　　3. a、d、e　　4. b、c、d　　5. c、d、e

◆ キーワード

ハイパーサーミア　RF容量結合型加温法　マイクロ波加温法　超音波加温法　全身加温法

◆ 解説

　ハイパーサーミアとは、がんの温熱療法のことをいう場合が多く、生体を加温して治療効果を期待する治療法のことをいう。通常、正常組織の温度を42℃以下に保ちつつ、腫瘍内温度を43.5℃程度に保つ方法で行う。加温方法には、①RF容量結合加温法、②マイクロ波加温法、③超音波加温法、④全身加温法がある。

a. RF容量結合加温法では、生体を1対の電極で挟み、ジュール熱を利用して病巣部近傍を発熱させる。周囲の正常な組織にダメージを与えないために、体表面を冷却しながら治療を行う。電極にはボーラスという水袋があり、水を循環させることで体表面を冷却することができる。
b. RF容量結合加温法では、波長が長いため深在性腫瘍に適する。
c. 2450MHzのマイクロ波が使用され、誘電熱を利用して発熱させる。透過深度が浅いため、浅在性腫瘍に適する。
d. 超音波加温法は、複数個の振動子により超音波を患部に収束させて加温する。波長が短いため、骨などの障害物で減衰する。
e. 全身加温法は、血液を体外循環させて熱交換器により全身を加温する。

[正解　3]

＜文献＞

篠原一彦　編：臨床工学講座　医用治療機器学. 医歯薬出版. 2009. P163～169

◆ 過去5年間に出題された関連問題

　[20回-午前-問題74]　[22回-午後-問題38]　[23回-午後-問題37]
　[24回-午後-問題37]

[２５回-午後-問題３９] 電撃に対する人体反応について**誤っている**のはどれか。（医用機器安全管理学）
1．同じ通電エネルギー量では商用交流が直流よりも電撃リスクは大きい。
2．最小感知電流値は周波数に反比例する。
3．商用交流におけるミクロショック心室細動誘発電流は0.1mAである。
4．商用交流の離脱電流値は最小感知電流値の約10倍である。
5．小児のマクロショック電流値は成人男性の1/2である。

◆ キーワード

マクロショック　ミクロショック　最小感知電流　心室細動誘発電流

◆ 解説

電流値と生体反応（成人男性に商用交流を1秒間通電した場合）

	名称	生体反応	電流値
マクロショック	心室細動電流	心室細動を誘発する	100mA
	離脱限界電流	不随意運動が起きて自力で逃げられなくなる	10mA
	最小感知電流	ビリビリ感じはじめる	1mA
ミクロショック	心室細動電流	心室細動を誘発する	0.1mA

感知電流の周波数依存性

電流の周波数	低周波電流に対する感電閾値	生体反応
直流～1kHz（低周波電流）	1	1kHz以下の低周波電流では，ほぼ等しい反応
10kHz	10倍	低周波電流の10倍感じにくい
100kHz	100倍	低周波電流の100倍感じにくい
1000kHz	1000倍	低周波電流の1000倍感じにくい

1．"1kHz以下の低周波電流では、ほぼ等しい反応"としているのは、高周波電流の低周波電流に対する相対的な感電閾値特性を示すために用いる表現であるが、厳密には，1kHz以下の低周波電流においても感電閾値は変化しており、50～60Hzのいわゆる商用交流周波数付近が最も感電閾値が低く、それより低い周波数の電流でも高い周波数の電流でも感電閾値は上昇傾向となる。
2．**1kHzを超えるとその整数倍の分だけ感電閾値は上昇する。**
3．商用交流におけるミクロショック心室細動誘発電流はマクロショック最小感知電流の1/10の電流値で生じる。
4．商用交流における離脱限界電流値は10mAである。
5．電撃の影響は、接触面積などに依存するため、成人男性に対して、小児の場合は1/2、女性の場合は2/3程度の電流値と考える必要がある。

［正解　2］

<文献>

篠原一彦ほか　編：臨床工学講座　医用機器安全管理学．医歯薬出版株式会社．2011．P31～33

◆ 過去5年間に出題された関連問題

［２３回-午後-問題３８］　［２４回-午前-問題３９］

[25回-午後-問題40] 表はCF形装着部に対する漏れ電流の既定の一部である。AからCまでに入る数値の組合せで正しいのはどれか。（医用機器安全管理学）

（単位：mA）

1. A=0.05　B=0.5　C=0.1
2. A=0.1　B=1.0　C=0.1
3. A=0.1　B=0.5　C=0.05
4. A=0.5　B=1.0　C=0.05
5. A=0.5　B=0.5　C=0.05

電流	正常状態	単一故障状態
接地漏れ電流（一般機器）	A	1
外装漏れ電流	0.1	B
患者漏れ電流Ⅰ（直流）	0.01	C

◆ キーワード

接地漏れ電流（一般機器）　外装漏れ電流　患者漏れ電流Ⅰ（直流）

◆ 解説

漏れ電流の許容値（JIS T 0606-1 より抜粋）

電流		B形		BF形		CF形	
		正常状態	単一故障	正常状態	単一故障	正常状態	単一故障
接地漏れ電流（一般機器）		0.5mA	1mA	0.5mA	1mA	0.5mA	1mA
外装漏れ電流		0.1mA	0.5mA	0.1mA	0.5mA	0.1mA	0.5mA
患者漏れ電流Ⅰ	（直流）	0.01mA	0.05mA	0.01mA	0.05mA	0.01mA	0.05mA
	（交流）	0.1mA	0.5mA	0.1mA	0.5mA	0.01mA	0.05mA
患者漏れ電流Ⅱ		-	5mA	-	-	-	-
患者漏れ電流Ⅲ		-	-	-	5mA	-	0.05mA

外装漏れ電流の許容値は、操作者などに流れる電流も想定している。そこでその許容値は操作者などが医療機器外装に触れた場合においても危険を生じないように、**最小感知電流の1mAの1/10（安全係数）の0.1mA**と定められている。二重の安全を義務付けられている医療機器は単一故障状態では安全でなければならず、外装漏れ電流の値は二重安全が損なわれると1mAであるので、単一故障状態の値は最小感知電流の1/2で**0.5mA**と定められている。

接地漏れ電流は保護接地線の中を流れる安全な電流であるが、保護接地線が断線した場合、たとえば操作者が医療機器に触れた状態においては、その操作者を介して流れる状況が生じうる。すなわち外装漏れ電流の単一故障状態となる。よって、接地漏れ電流の正常状態の値は外装漏れ電流の単一故障状態の値と同じく**0.5mA**となっている。

商用交流電流においては、感電に対する安全を考える必要があるが、直流電流においては、身体の中の血液などがイオンを含むので、**直流電流が長時間流れると意図しないイオンの移動が生じ、場合によっては細胞が壊死する可能性がある。**よって、直流電流に対する許容値は、漏れ電流の許容値としては最も厳しく、正常状態の値で0.01mA、単一故障状態の値で0.05mAとしている。

[正解　5]

＜文献＞

篠原一彦ほか　編：臨床工学講座　医用機器安全管理学．医歯薬出版株式会社．2011. P45～50

◆ 過去5年間に出題された関連問題

［22回-午前-問題41］　［23回-午前-問題42］　［24回-午前-問題40］

[25回−午後−問題41] 医療機器の電気的安全測定について正しいのはどれか。（医用機器安全管理学）
1. アナログテスタを用いた導通試験で表示される値が接地線抵抗値となる。
2. クランプメータによる消費電流の測定は電源導線を2本挟んで測定する。
3. 漏れ電流測定に用いる電圧計の精度は10%以内である。
4. 等電位接地設備の接地端子と測定点との間の電圧は10mV以下である。
5. CF形装着部の患者漏れ電流Ⅰでは各患者リードを1点に接続した状態で測定する。

◆ キーワード

漏れ電流の測定　保護接地線抵抗値の測定　消費電力の測定

◆ 解説

　保護接地線抵抗値は、JISにより**0.1Ω以内**と規定されている。その測定方法もJISで規定されており、無負荷時の電圧が**6Vを超えない**、周波数50Hzまたは60Hzの電源線から**25Aか又は機器の定格電流の1.5倍の電流の内のどちらか大きい方の電流値**を少なくとも**5〜10秒間**流して測定することとしている。これは複数の保護接地細線を束ねて作られている保護接地線において、ほとんどが断線してしまい、少ない細線のみしか残っていないという危険な状態となっていても、テスタの導通試験では安全と判断されるため、わずかな保護接地細線は溶断し、高い安全性を確保するためである。厳密には、4端子法による保護接地線抵抗値の測定が望ましいが、2端子法による簡易保護接地線抵抗値の測定も認められている。

　消費電力の測定には市販の**クランプメータ**などを用いる。医用電気機器の消費電力測定にあたっては、アダプタを用い、電源導線を1本ずつ挟んで測定する。

　漏れ電流値の測定は、人体の代表抵抗として**1kΩの抵抗**を介して入力し、1kHzを超えるとその整数倍の分だけ感電閾値が上昇するという人体の周波数特性を模擬するために、**10kΩの抵抗と0.015μFのコンデンサにより高域遮断フィルタを構成**した漏れ電流測定用器具を用いて測定する。漏れ電流測定用器具とともに用いるデジタルテスタで、電圧値として測定し、1kΩの抵抗値で除して、漏れ電流値とする。

1. 日常点検において、簡易的な導通試験として使用することには問題ないが、保護接地線抵抗値の測定は出来ない。
2. クランプメータによる消費電流の測定は電源導線を1本ずつ挟んで測定する。
3. 漏れ電流測定用器具に用いる電圧計は、**入力インピーダンス1MΩ以上**で、周波数特性として**直流〜1MHz**までの合成波形に対して**実効値表示**できること、及び**精度は5%以内**であることなどが求められている。
4. 等電位接地設備（EPRシステム）における医療機器とEPRポイントとの間の漏れ電流値は、漏れ電流測定用器具を用いて測定するが、その値はミクロショックによる心室細動誘発電流値の**10μA以下**でなければならず、これに人体の代表抵抗**1kΩ**を掛けて求まる電圧値は**10mV以下**となる。
5. 患者漏れ電流Ⅰの測定は、患者リード線など1本1本と、その全体の場合について測定する。

[正解　4]

<文献>

篠原一彦ほか　編：臨床工学講座　医用機器安全管理学. 医歯薬出版. 2011. P146〜156

◆ 過去5年間に出題された関連問題

　［21回−午前−問題81］　［23回−午後−問題39］

[25回-午後-問題42] 透析装置（コンソール）の日常点検項目はどれか。（医用機器安全管理学）
a. バスキュラーアクセスの状態
b. 漏れ電流
c. 除水ポンプの精度
d. パトランプの点灯
e. バッテリの残量

1. a、b、c　　2. a、b、e　　3. a、d、e　　4. b、c、d　　5. c、d、e

◆ キーワード

日常点検　定期点検　故障点検

◆ 解説

保守点検：日常点検、定期点検、故障点検
　日常点検：医療機器を点検する際に、安全に使用するために実施される比較的簡単な点検をいい、
　　　　　始業点検、使用中点検、終業点検がある。
　　　　　日常的に実施される点検で、基本的には測定機器などを用いないで、**外観点検と作動点検**を実施する。
　　　　　※　**外観点検**：目や手で機器やコード類などの外観の傷やへこみなどを確認する。
　　　　　※　**作動点検**：各種安全装置・警報装置の確認など動作の確認を行う。
　定期点検：一定の期間（1ヶ月、3ヶ月、6ヶ月、12ヶ月など）ごとに、医療機器を詳細に点検し、消耗部品を交換することなどにより、性能維持に努めるものである。
　　　　　外観点検、作動点検に機能点検（機械的特性試験、電気的特性試験、電気的安全性試験）を加えたもので、測定機器などを用いて実施する。
　故障点検：トラブル発生時に、スタッフの操作ミスか、医用電気機器の故障かを判断するもので、**故障原因の究明を目的**としている。

a. 使用中点検項目である。
b. 定期点検の際に、漏れ電流測定用器具を用いて点検する。
c. 定期点検の際に、メスシリンダやストップウォッチなどを用いて点検する。
d. 始業点検項目である。
e. 始業・使用中点検項目である。

[正解　3]

＜文献＞

篠原一彦ほか　編：臨床工学講座　医用機器安全管理学．医歯薬出版．2011．P148

◆ 過去5年間に出題された**関連問題**

　[23回-午前-問題41]　[24回-午後-問題41]

[２５回−午後−問題４３] 室温が27℃で15MPaに充填された酸素ボンベの保管場所の温度が57℃へ上昇したとき、ボンベ内の圧力変化[kPa]はおよそいくらか。（医用機器安全管理学）

1. 150
2. 500
3. 1,000
4. 1,500
5. 2,000

◆ キーワード

シャルルの法則

◆ 解説

袋に入ったパンを電子レンジで温めると、パンは熱くなり、袋も膨れ上がる。これは、熱を加えられた空気の分子運動が活発になって膨張することにより生じる。

これらをまとめ導かれたのが、「圧力が一定ならば、一定量の気体の体積Vは絶対温度Tに比例する」という**シャルルの法則**である。

これを一般式で表すと、 V／T＝一定 となり、

一般に、圧力一定の元で、絶対温度T_1で体積V_1の気体が、絶対温度T_2で体積V_2になったとすると、

V／T＝一定より $V_1／T_1＝V_2／T_2$ となる。

問題文より、T_1：300K(＝27℃＋273℃)、V_1：15MPa、T_2：330K（＝57℃＋273℃）、V_2をXとすると

15／300＝X／330 となり、X＝16.5（MPa）であるので、その変化分は16.5−15＝1.5（MPa）

すなわち、1,500（kPa）となる。

［正解　4］

＜文献＞

篠原一彦ほか　編：臨床工学講座　医用機器安全管理学．医歯薬出版．2011．P96

◆　過去5年間に出題された関連問題

　　［２１回−午前−問題８６］　［２２回−午後−問題４２］　［２３回−午後−問題４３］
　　［２４回−午後−問題４２］

[２５回-午後-問題４４] 医療ガス配管端末器について**誤っている**のはどれか。（医用機器安全管理学）
1. 亜酸化窒素の供給圧は約５MPaである。
2. フィルタが組み込まれている。
3. 誤接続防止機構としてピン方式が使われる。
4. 吸引端末が備えられている。
5. 治療用空気の識別色は黄色である。

◆ キーワード

標準圧力　配管の識別色　ガス別特定コネクタ

◆ 解説

医療ガスは、医療法、薬事法、高圧ガス保安法、厚生労働省健康政策局長通知ならびに日本工業規格により厳しく規制されている。

医療ガス配管設備（JIS T 7101）には、供給設備、警報設備、送気配管、配管端末器などが規定されている。
（１）供給源装置と貯蔵量
　　① 高圧ガス容器供給装置：第一供給装置、第二供給装置とも推定使用量の７日分以上
　　② 定置式超低温液化ガス供給装置：貯蔵満量の2/3が推定使用量の10日分以上
　　③ 空気圧縮機：１基で推定使用量の全容量をまかなえること
　　④ 吸引供給装置：１基で推定使用量の全容量をまかなえること
（２）標準圧力
　　医療ガスの標準送気圧力は手術機器駆動用のガスを除いて、400±40kPaでなければならない。ただし、**酸素は静止圧状態において、他のガス圧よりも30kPa程度高くしている**。
（３）配管の識別色

ガスの種類	酸素	亜酸化窒素	治療用空気	吸引
識別色	緑	青	黄	黒

（４）配管端末器のガス別特定コネクタ
　　ピン方式：医療ガスを供給する配管端末器の中央口の周りに２または３の小孔をあけ、医療ガスの種類ごとに小孔と数と配列角度を定めている。
　　シュレーダ方式：配管端末器にあるリング溝およびアダプタプラグのリング部の外径、内径が医療ガスの種類ごとに異なっている。

1. 亜酸化窒素の標準送気圧力は400±40kPa（4MPa）である。
2. 配管端末器に約100μmのフィルタで塵埃を防いでいる。
3. 配管端末器では、ピン方式やシュレーダ方式により、医療ガスの誤供給を防止している。
4. 吸引の識別色は黒で、配管端末器をアダプタプラグ装着方向から見ると、左90度である。
5. 治療用空気の識別色は黄である。

［正解　1］

＜文献＞
篠原一彦ほか　編：臨床工学講座　医用機器安全管理学．医歯薬出版．2011．P85〜95

◆ 過去５年間に出題された関連問題
　　［２２回-午後-問題４３］

[25回−午後−問題45] 電気メスを使用した手術後の患者の体に発赤がみられた。この現象が発生する可能性をあげて、論理和や論理積の考え方で最終的な原因の究明を試みた。
このような分析手法はどれか。(医用機器安全管理学)
1. FMEA
2. FTA
3. MDT
4. MTBF
5. MTTR

◆ キーワード

FTA　FMEA

◆ 解説

システム安全としての安全と信頼性を検証する代表的な手法として、**FTA**（fault tree analysis）と **FMEA**（failure mode and effect analysis）がある。

FTA とは、故障や自己の原因について、発生までの経過と原因を順次遡って解析する手法である。まず不具合事象をトップ事象として取り上げ、発生原因と発生経過について AND ゲートと OR ゲートの論理記号を用いた樹形図によって、おおもととなる原因に至るまで分析するものである。

FMEA とは、システムを構成する個々のアイテムについて、それぞれに発生しうる故障、頻度、故障がシステム全体に及ぼす影響などを検討し、対策を立てる手法である。

1. システムの構成要素の故障からシステム全体への影響を解析する、ボトムアップ的手法である。
2. 発生しうる事故や故障をまずトップに取り上げ、おおもとの原因にまで遡っていく、トップダウン的手法である。
3. 時間経過からみた信頼性の尺度であり、**MDT**（mean down time）は、平均動作不能時間である。
4. 時間経過からみた信頼性の尺度であり、**MTBF**（mean time between failures）は、故障と故障の間の動作時間の平均値をいい、平均動作可能時間に相当する。
5. 時間経過からみた信頼性の尺度であり、**MTTR**（mean time to repair）は、修理を開始した時点からアイテムが運用可能状態に回復するまでの時間平均である。MDT ともいう。

［正解　2］

＜文献＞

篠原一彦ほか　編：臨床工学講座　医用機器安全管理学. 医歯薬出版. 2011. P121〜125

◆ 過去5年間に出題された関連問題

［21回−午前−問題88］

[25回-午後-問題46] 高度管理医療機器でないのはどれか。（医用機器安全管理学）
1．人工呼吸器
2．人工心肺装置
3．自動電子式血圧計
4．輸液ポンプ
5．除細動器

◆ キーワード

高度管理医療機器

◆ 解説

　平成14年に公布（平成17年に施行）された薬事法（改正薬事法）は、医療機器の規制レベルを医薬品と同等にする目的で、10万種以上もある多種多様な医療機器（機材を含む）の使用用途などを考慮して、リスクに応じた規制とした。すなわち、従来は不具合発生時の危険度からクラスⅠ〜Ⅳに分類されていた医療機器のリスク分類を、「高度管理医療機器（クラスⅢ、Ⅳ）」、「管理医療機器（クラスⅡ）」、「一般医療機器（クラスⅠ）」の3つに分類した。

　高度管理医療機器：人の生命・健康状態に重大な影響を与える恐れのある機器（輸液ポンプ、人工心肺装置、人工呼吸器、除細動器、電気手術器、レーザ手術装置、心臓カテーテル検査装置など）
　管理医療機器：人の生命・健康に影響を与える恐れのある機器（家庭用電気治療器、家庭用マッサージ器、補聴器、X線診断検査装置、X線CT診断装置、MR装置など）
　一般医療機器：人の生命・健康に影響を与える恐れがほとんどない機器（電動式患者台、X線テレビ装置、聴診器、血圧計、メス・ピンセット等の鋼製小物類、ガーゼなど）

1．高度管理医療機器
2．高度管理医療機器
3．一般医療機器
4．高度管理医療機器
5．高度管理医療機器

［正解　3］

＜文献＞

篠原一彦ほか　編：臨床工学講座　医用機器安全管理学．医歯薬出版．2011．P192〜194

◆ 過去5年間に出題された関連問題

該当なし

[25回-午後-問題47] 断面積 $S[m^2]$、長さ $d[m]$、導電率 $\sigma[S/m]$ の導体に電流密度 $J[A/m^2]$ の電流が流れているとき、導体の電圧降下[V]はどれか。（医用電気電子工学）

1. $\dfrac{Jd}{\sigma}$
2. $J\sigma d$
3. $\dfrac{Jd}{\sigma S}$
4. $\dfrac{J\sigma S}{d}$
5. $\dfrac{JSd}{\sigma}$

◆ キーワード

電気抵抗の定義　導電率　オームの法則

◆ 解説

電気抵抗の定義、および抵抗体に電流が流れることで生じる電圧降下（オームの法則に基づく）に関する問題である。

右図のような円柱形導体A（電流方向は断面S垂直方向）の電気抵抗 $R_A[\Omega]$ の大きさは下式で表すことができる。

ただし、導体固有の抵抗率を $\rho[\Omega m]$、導電率を $\sigma[S/m]$ としたとき、ρ と σ の関係は、互いに逆数の関係となる。

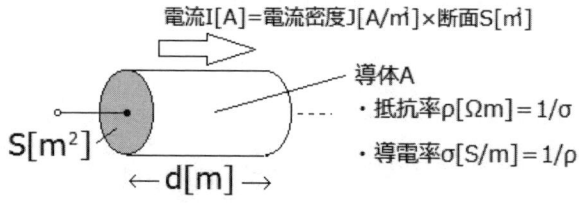

電流 $I[A]$ = 電流密度 $J[A/m^2]$ × 断面 $S[m^2]$
導体A
・抵抗率 $\rho[\Omega m] = 1/\sigma$
・導電率 $\sigma[S/m] = 1/\rho$

$$\text{抵抗}R_A[\Omega] = \text{抵抗率}\rho[\Omega\cdot m] \times \frac{\text{導体長}d[m]}{\text{導体断面}S[m^2]} = \frac{1}{\text{導電率}\sigma[S/m]} \times \frac{\text{導体長}d[m]}{\text{導体断面}S[m^2]} \quad \cdots ①$$

また、導体を流れる電流（$I[A]$）は電流密度 $J[A/m^2]$ と通過断面 $S[m^2]$ の積で表される。

$$\text{電流}I[A] = \text{電流密度}J[A/m^2] \times \text{通過断面積}S[m^2] \quad \cdots ②$$

抵抗体Rに電流Iが流れるときに生ずる電圧降下V[V]はオームの法則に従い、V=R×I が成立する。問題の導体における電圧降下の式を上式①、②を用いて表すと、

$$\text{電圧降下}V[V] = \text{抵抗}R[\Omega] \times \text{電流}I[A] = \frac{d}{\sigma S} \times JS = \frac{Jd}{\sigma} \qquad \text{よって正解は1.}$$

[正解　1]

<文献>

戸畑裕志ほか　編：臨床工学講座　医用電気工学1．医歯薬出版．2009．P28～30

◆ 過去5年間に出題された関連問題

[21回-午後-問題6]　[23回-午後-問題47]

[25回-午後-問題48] 波長が短い順に並んでいるのはどれか。（医用電気電子工学）
1．エックス線＜極超短波＜紫外線
2．エックス線＜紫外線＜極超短波
3．紫外線＜極超短波＜エックス線
4．極超短波＜エックス線＜紫外線
5．極超短波＜紫外線＜エックス線

◆ キーワード

電磁波　赤外線　可視光線　紫外線　X線　γ線

◆ 解説

　電磁波とは、電磁誘導により電界と磁界の振動がお互い直交する関係で誘導し合いながら空間を伝わる現象であり、電波・赤外線・可視光線・紫外線・X線・γ線は、すべて電磁波である。音のように伝搬のために媒質を必要とせず、真空中でも伝搬可能な横波の一種である。その分類は、波長λ[m]（または周波数f[Hz]）による。真空中を電磁波が伝わる速さは、その一種でもある光の伝搬速度（＝光速）と等しく、その速度をc[m/s]（≒3×10^8[m/s] 一定）とおくと、λ, c, fの間には$\lambda=c/f$の関係が成立し、λはfに反比例する。そのため、高周波数の電磁波ほど波長は短くなる。

　おおよその分類を波長が長い順に下記に示す（実際、分類の境界は明確ではない）。

- ●電波：波長10km〜0.1mm範囲内の電磁波で、通信目的に用いられる。長い波長に属するRF波帯（1m以下）と、短い波長に属するマイクロ波帯（1m以上）で分割され、さらに細かい帯域分類がある。極超短波は電波であり、略称表現でUHF（Ultra High Frequency）と呼ばれ、TV放映電波などで利用される。
- ●赤外線：波長1mm〜800nm範囲内で、遠赤外線・赤外線・近赤外線に分類される。赤外線は、通信や熱量計測において利用される。
- ●可視光線：波長800nm〜400nm範囲内で、人間が目で認識可能ないわゆる"光"のこと。赤外線領域に近く波長の大きい方から、（赤・橙・黄・緑・青・藍・紫）色光となる。
- ●紫外線：波長400nm〜数nm範囲内の電磁波。波長の長いほうからUV_A, UV_B, UV_Cに分類される。
- ●X線、γ線：波長nm以下オーダーで紫外線より波長が短い電磁波。X線とγ線の差別は発生原因によるもの。X線は制動放射（軌道電子のエネルギー変化）などに起因し、γ線は主に原子核の崩壊により発生する。

[正解　2]

<文献>

戸畑裕志ほか　編：臨床工学講座　医用電気工学2．医歯薬出版．2009．P182〜183
一家に1枚光マップ（文部科学省・科学技術理解増進施策の一環で制作されたもの）
　　　URL　http://www.mext.go.jp/b_menu/houbou/20/04/08040301.htm

◆ 過去5年間に出題された関連問題

　該当なし

[25回-午後-問題49] 図の回路のインピーダンスの大きさはどれか。
ただし、ωは角周波数とする。(医用電気電子工学)

1. $\sqrt{R^2 + \omega^2 L^2}$

2. $\dfrac{\omega RL}{R + \omega L}$

3. $\dfrac{\omega RL}{\sqrt{R^2 + \omega^2 L^2}}$

4. $\dfrac{R}{\sqrt{R^2 + \omega^2 L^2}}$

5. $\dfrac{\omega L}{\sqrt{R^2 + \omega^2 L^2}}$

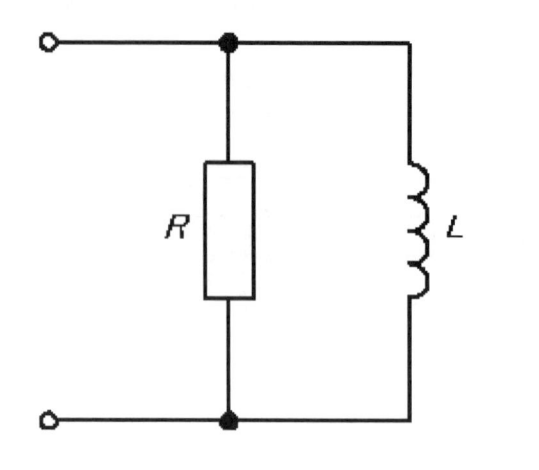

◆ キーワード

LR並列回路　インピーダンス　誘導リアクタンス

◆ 解説

右図のごとく、回路に加わる電圧をV、回路電流I、RおよびLに流れる電流の大きさをI_R、I_Lとおくと、電流はそれぞれ以下の式で表される（ωは角周波数）。

$$I_R = \dfrac{V}{R} \quad 、 \quad I_L = \dfrac{V}{X_L} = \dfrac{V}{\omega L}$$

ここで、コイルを流れる電流I_Lは抵抗を流れる電流I_Rよりも、π/2(rad)遅れ位相（=-90°）となるため、回路電流IとI_R、I_Lとの関係は、

$$|I| = \sqrt{I_R^2 + I_L^2} = \sqrt{\left(\dfrac{V}{R}\right)^2 + \left(\dfrac{V}{\omega L}\right)^2} = V\sqrt{\dfrac{R^2 + \omega^2 L^2}{\omega^2 R^2 L^2}}$$

回路全体の合成インピーダンスをZとおくと、その大きさは、

$$|Z| = \left|\dfrac{V}{I}\right| = \dfrac{V}{V\sqrt{\dfrac{R^2 + \omega^2 L^2}{\omega^2 R^2 L^2}}} = \dfrac{\omega RL}{\sqrt{R^2 + \omega^2 L^2}}$$

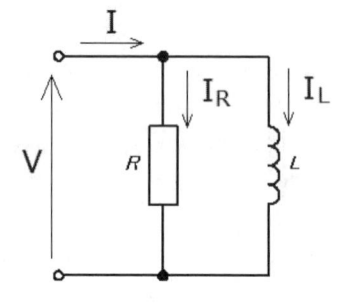

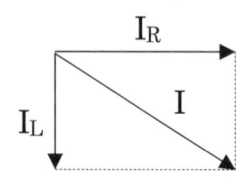

［正解　3］

＜文献＞

戸畑裕志ほか　編：臨床工学講座　医用電気工学1．医歯薬出版．2009．P112～113

◆　過去5年間に出題された関連問題

　　［21回-午後-問題8］　　［23回-午後-問題48］　　［24回-午前-問題50］

[25回-午後-問題50] 図の回路について正しいのはどれか。(医用電気電子工学)

a. 低域通過特性を示す。
b. 微分回路に用いられる。
c. 時定数は10msである。
d. 出力波形の位相は入力波形より進む。
e. 遮断周波数は約50Hzである。

1. a、b、c 2. a、b、e 3. a、d、e 4. b、c、d 5. c、d、e

◆ キーワード

CRフィルタ　微分回路　積分回路　時定数　遮断周波数　過渡現象

◆ 解説

CR回路のフィルタまたは微・積分回路としての利用に関する問題である。その特性は、回路素子の時定数CR[s]によるところが大きい。フィルタとしての信号通過の境界となる遮断周波数についても同様にCRに依存する。以下、正誤判別と合わせて説明する。

a. コンデンサの抵抗成分である容量リアクタンス X_C は $1/2\pi fC[\Omega]$ となり、周波数に反比例する。
つまり、コンデンサは低周波に対しての抵抗値が大きくなり、直流〜低周波領域の信号が加わりやすく、遮断周波数(e. 解説を参照)を境に、それよりも周波数の高い信号は電気抵抗Rに加わる。そのため、問題の回路は高域通過特性を示す。

b. 出力は抵抗Rの端子電圧(V_R)となるが、オームの法則に基づき、回路電流Iと抵抗Rの積となる($V_R=R\times I$)。回路に流れる電流Iをコンデンサに蓄えられる電荷($Q=C\cdot V_C$)の時間当りの移動量(=微分量)として捉えると、$I=\triangle Q/\triangle t=dQ/dt=C(dV_C/dt)$。
出力 $V_R=CR\times(dV_C/dt)$ となるが、時定数CRが十分小さいときに $V_C\fallingdotseq$ 入力電圧となり、出力電圧は入力電圧を時間微分したものとして扱うことができる。(CR条件により、微分回路として利用できる)

c. 回路時定数 $CR[s]=0.01\mu F\times 1M\Omega=0.01[s]=10[ms]$

d. 出力電圧(V_R)は、回路電流と同位相であり、コンデンサ端子電圧(V_C)より $\pi/2$ (rad)進み位相となる。入力電圧Vは V_R と V_C のベクトル和となるため、少なからず V_R は入力Vよりも進み位相になる(右ベクトル図参照)。

e. 遮断周波数 $f=1/2\pi CR=1/(2\times 3.14\times 10\times 10^{-3})$
$=(100/6.28)\fallingdotseq 16(Hz)$

[正解　4]

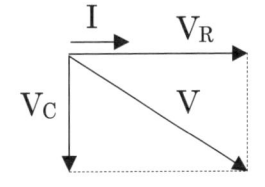

<文献>

戸畑裕志ほか　編：臨床工学講座　医用電気工学1．医歯薬出版．2009．P139〜150

◆ 過去5年間に出題された**関連問題**

[20回-午後-問題7]　[22回-午後-問題50]　[24回-午後-問題49]

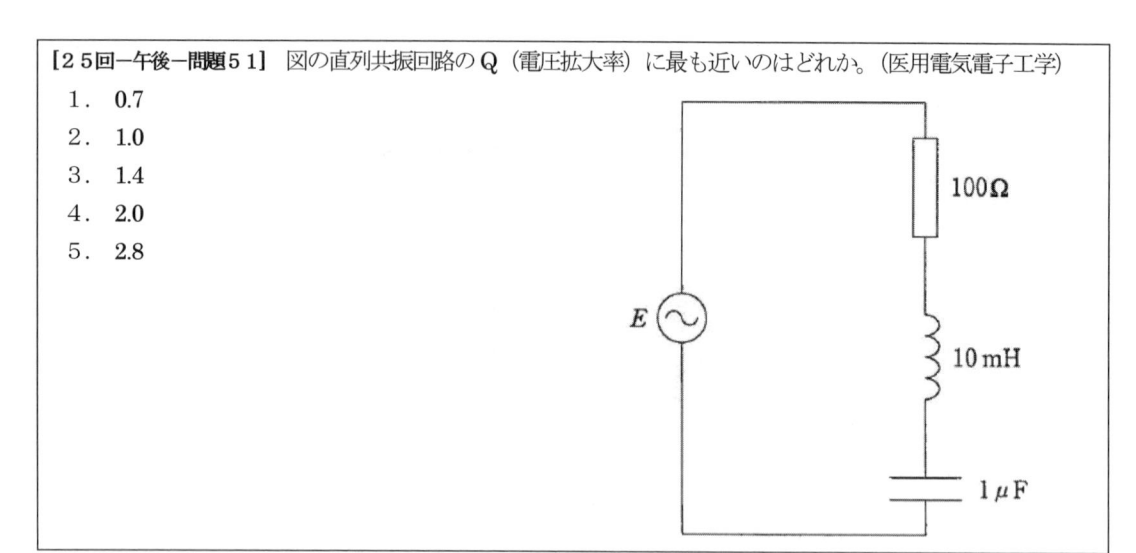

[25回-午後-問題51] 図の直列共振回路の Q（電圧拡大率）に最も近いのはどれか。（医用電気電子工学）

1. 0.7
2. 1.0
3. 1.4
4. 2.0
5. 2.8

◆ キーワード

直列共振　共振周波数　Q値（電圧拡大率、Quality factor）

◆ 解説

RLC 直列回路において、コイルおよびコンデンサの抵抗成分である誘導リアクタンス X_L（$=2\pi fL$）と容量リアクタンス X_C（$=1/2\pi fC$）の大きさが一致するとき、回路は共振状態となる（このときの信号周波数を共振周波数といい下記 f_0 で表す）。また、合成インピーダンス Z の大きさは、リアクタンス成分が相殺される関係で、電気抵抗 R 成分のみとなる。

$$|X_L| = |X_C| 、2\pi f_0 L = \frac{1}{2\pi f_0 C} \quad \rightarrow \quad 共振周波数 \quad f_0 = \frac{1}{2\pi\sqrt{LC}}[Hz] \quad \cdots ①$$

$$|Z| = \sqrt{R^2 + (X_L - X_C)^2} = R[\Omega]$$

このとき、コイル L に加わる電圧（V_L）とコンデンサ C に加わる電圧（V_C）の大きさが一致し、かつ、位相が 180°（$=\pi$ rad）異なる関係から、V_L と V_C は相殺され、回路電源電圧 E はすべて電気抵抗 R に加わることになり（$V_R=E$）、回路電流 I はオームの法則の関係から次式が成立する。

$$I(A) = \frac{E}{Z} = \frac{V_R}{R} = \frac{E}{R} \quad \cdots ②$$

ここで、回路全体としては相殺関係にある V_L と V_C について、実際には回路電流 I とそれぞれのリアクタンス X 成分との積の関係で電圧値を持つ。

その値について、上式①②を用いて導く。

$$V_L = X_L \times I = 2\pi f_0 L \times \frac{E}{R} = 2\pi \times \left(\frac{1}{2\pi\sqrt{LC}}\right) \times L \times \frac{E}{R} = \underline{\left(\frac{1}{R}\sqrt{\frac{L}{C}}\right)} \times E = \underline{Q} \times E$$

$$V_C = X_C \times I = \frac{1}{2\pi f_0 C} \times \frac{E}{R} = \left(\frac{1}{2\pi \times \left(\frac{1}{2\pi\sqrt{LC}}\right) \times C}\right) \times \frac{E}{R} = \underline{\left(\frac{1}{R}\sqrt{\frac{L}{C}}\right)} \times E = \underline{Q} \times E$$

値が一致するので当然ではあるが、いずれも回路素子R、L、Cで定まるQ値を比例定数とした電源電圧Eとの関係が導かれる。このQ値（Quality factor）は、電源電圧EをQ倍することから電圧拡大率ともいう。実際、R、L、C素子定数選択に応じて大きなQ値を得ることもでき、電源電圧Eよりも高い電圧を生み出すことができる。このため、RLC直列共振は電圧共振ともいう。

問題におけるQ値を回路定数より求めると、

$$Q = \frac{1}{R}\sqrt{\frac{L}{C}} = \frac{1}{100} \times \sqrt{\frac{10 \times 10^{-3}}{1 \times 10^{-6}}} = \frac{1}{10^{-2}} \times \sqrt{10^{-4}} = \frac{10^{-2}}{10^{-2}} = 1$$

よって、正解は2番となる。

問題の回路では、Q値=1倍のため、共振時の（V_R、V_L、V_C）の大きさがすべて入力電圧Eと等しくなる。回路電流Iを含めたベクトルの関係は下ベクトル図の通り。

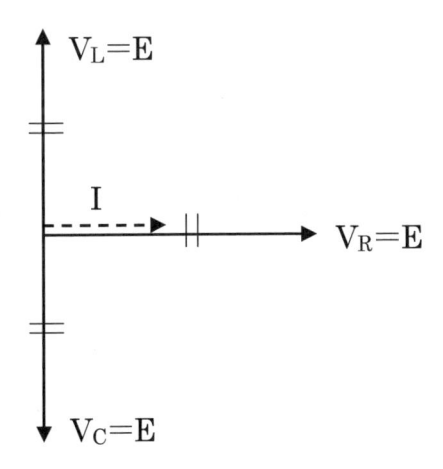

[正解　2]

＜文献＞
戸畑裕志ほか　編：臨床工学講座　医用電気工学1．医歯薬出版．2009．P120〜122

◆　過去5年間に出題された関連問題
該当なし

[25回−午後−問題52] 図の変圧器の一次側電流 I が 2A のとき、電圧 E[V]はどれか。
ただし、変圧器の巻数比は 2：1 とする。（医用電気電子工学）

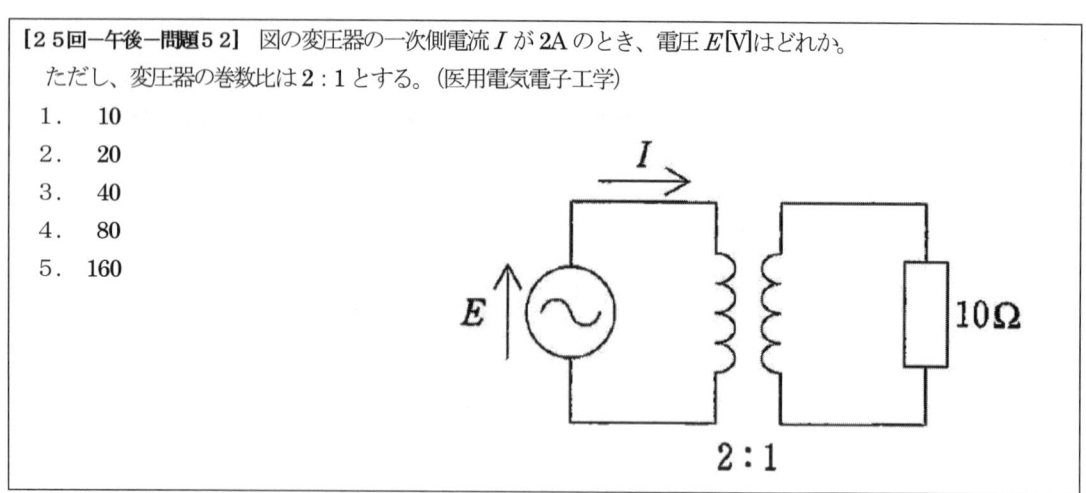

1. 10
2. 20
3. 40
4. 80
5. 160

◆ キーワード

変圧器（トランス）

◆ 解説

漏れ磁束のない理想的な変圧器では、一次側および二次側の電力は保存されるため、一次側起電力（E_1）と二次側起電力（E_2）の関係、一次側電流（I_1）と二次側電流（I_2）の関係は、それぞれ変圧器の巻数比によって以下のように示される。

起電力比 $E_1 : E_2 = N_1 : N_2$ （ただし、N_1：一次側巻数、N_2：二次側巻数）

電流比 $I_1 : I_2 = N_2 : N_1$ （ただし、N_1：一次側巻数、N_2：二次側巻数）

問題において、一次側電流 I と二次側電流（I_2）比は、コイル巻数逆比との関係で $I : I_2 = 1 : 2 = 2A : 4A$ となり、二次側電流 4A が流れる。つまり、二次側に接続される 10Ω に 4A が流れる状態となるため、二次側起電力（E_2）として 40V（=10Ω×4A）が加わっている必要がある。この、E_2 は一次側に加わる起電力 E_1（問題の E）と巻数比との関係から $E_1 : E_2 = 2 : 1 = E : 40$ となり、一次側起電力 E は 80(V)となる。

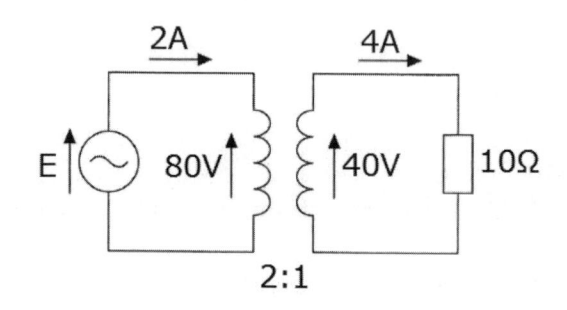

[正解 4]

＜文献＞

戸畑裕志ほか 編：臨床工学講座 医用電気工学2．医歯薬出版．2009．P160〜164

◆ 過去5年間に出題された関連問題

[20回−午後−問題10] [21回−午後−問題10] [22回−午前−問題51]
[23回−午前−問題52] [24回−午後−問題50]

[25回-午後-問題53] 図の回路の出力電圧 V[V]はどれか。
ただし、ダイオードは理想ダイオードとする。（医用電気電子工学）

1. 1
2. 2
3. 3
4. 5
5. 6

◆ キーワード

ダイオード　論理和（OR）回路

◆ 解説

過去の出題（24回-午前-問題56）のように、0V/5Vの2値信号を用いるディジタル回路の問題のように思われるが、本問題に関しては、そのような観点で捉える問題ではない。ダイオードの基本的な性質と入力電圧に対する電流経路を探ることで問題を解く。

問題の回路において3つのダイオードのアノード側にそれぞれ3V、2V、1Vの電圧が加わっているが、この電圧源から電流が流れるのは、3Vの電圧が加わる上段のみである。一見、すべてのダイオードに順方向電圧が加わっているかのように見えるが、回路内で3Vが最も高い電位であり、出力端子P点（右図）の電位もそれと等しくなる。

上段ダイオードは順方向電圧により導通するが、中段、下段のダイオードには、むしろ逆方向電圧が加わることになり、ダイオードは非導通状態となる。

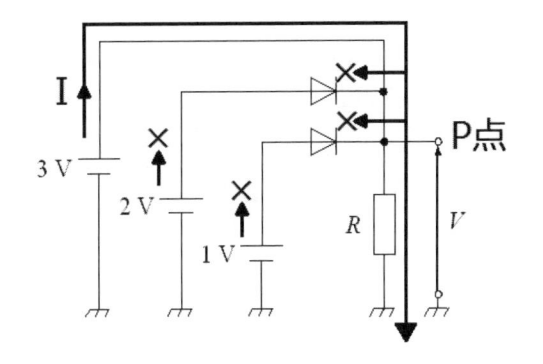

したがって、回路は等価的に3Vの電圧と抵抗Rのみの回路とみなすことができ、出力電圧 V も3Vが出力される。

仮に、入力が0V、5Vといった2値信号に限定される状態であれば、この回路は3入力論理和（OR）演算回路として扱うことができる。

[正解　3]

<文献>
中島章夫　編：臨床工学講座　医用電子工学．医歯薬出版．2011．P150〜151

◆ 過去5年間に出題された関連問題

[24回-午前-問題56]

[25回-午後-問題54] 信号源の電圧 V_b を図の増幅回路（増幅度 K）で計測するとき、出力 $V_o ≒ KV_b$ となる条件はどれか。

ただし、増幅回路の入力インピーダンスを Z_{in}、信号源の内部インピーダンスを Z_b、リード線のインピーダンスを Z_e とする。（医用電気電子工学）

1. $Z_{in} = Z_b$
2. $Z_{in} ≫ (Z_b + Z_e)$
3. $Z_{in} ≪ (Z_b + Z_e)$
4. $Z_{in} = Z_e$
5. $Z_{in} = 0$

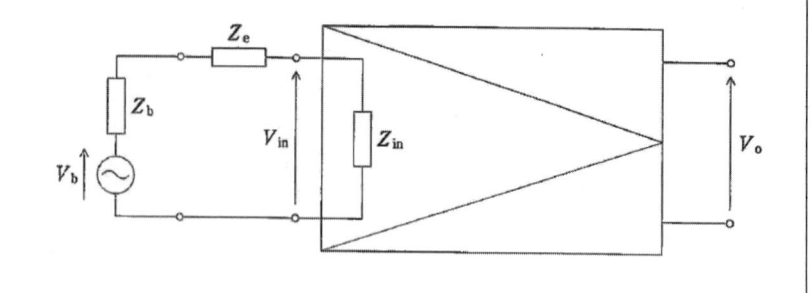

◆ キーワード

入力インピーダンス　高入力インピーダンス　信号源インピーダンス

◆ 解説

理想的な電圧増幅入力条件に関する問題である。

問題の出力条件 $V_o ≒ KV_b$ を満たすためには、増幅回路の入力インピーダンス Z_{in} に対して、信号源電圧が直接（ダイレクトに）加わる必要がある。（そのとき、$V_{in} ≒ V_b$）

増幅回路入力側は、V_b を信号源とし、信号源インピーダンス Z_b、リード線インピーダンス Z_e、増幅回路の入力インピーダンス Z_{in} の直列回路となっている。V_b は、各インピーダンスの大きさに応じて分圧されることになり、特に高いインピーダンス成分に大きな電圧が加わる。

ここで、増幅回路に入力される電圧 V_{in} を式で表すと以下となる。

$$V_{in} = \frac{Z_{in}}{Z_b + Z_e + Z_{in}} \times V_b$$

信号源インピーダンス Z_b、リード線インピーダンス Z_e の影響を受けず、信号源電圧がほぼすべて Z_{in} に加わるためには、Z_{in} が Z_b または Z_e に比べて十分に大きい必要がある。（**高入力インピーダンス**）

よって、条件（ $Z_{in} ≫ Z_b + Z_e$ ）…2番が正解となる。この条件下で上式を整理すると、

$$V_{in} = \frac{Z_{in}}{(Z_b + Z_e) + Z_{in}} \times V_b ≅ \frac{Z_{in}}{Z_{in}} \times V_b = V_b$$　（増幅回路入力に信号電圧がほぼ直接加わる）

[正解　2]

＜文献＞

小野哲章ほか　編：臨床工学技士標準テキスト．金原出版．2012．P427

稲岡秀検ほか　著：臨床工学技士のための基礎電子工学．コロナ社．2010．P52〜54

◆ 過去5年間に出題された関連問題

該当なし

[２５回-午後-問題５５] 図の回路の電圧増幅度を20dBとするとき、抵抗Rに流れる電流I[mA]はどれか。ただし、Aは理想演算増幅器とする。（医用電気電子工学）

1. 0.01
2. 0.1
3. 1
4. 10
5. 100

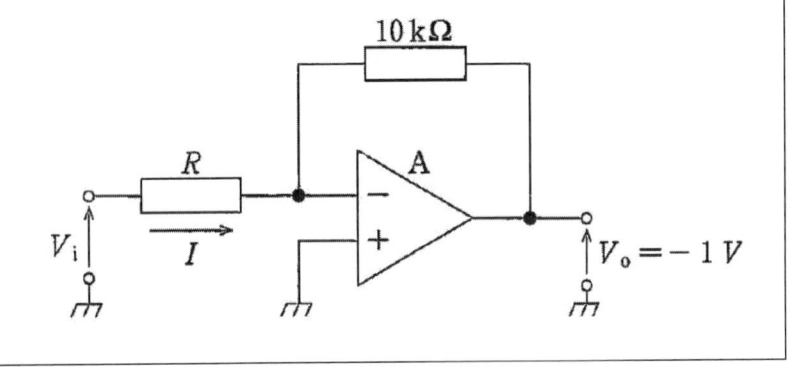

◆ キーワード

演算増幅器（オペアンプ）　反転増幅回路

◆ 解説

問題は、理想演算増幅器で構成した反転増幅回路である。右図に従い、回路電流i、入力電圧v_i、出力電圧v_oとおくと、以下の関係式となる。

$$i = \frac{v_i - 0}{R_i} = \frac{0 - v_o}{R_f} \rightarrow \frac{v_o}{v_i} = -\frac{R_f}{R_i}$$

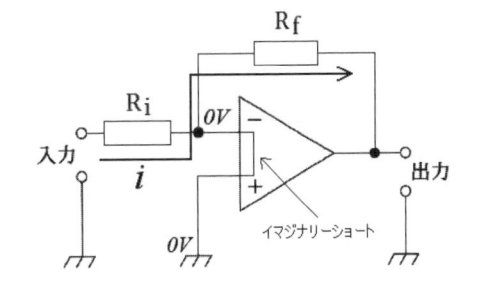

問題において、電圧利得が20dB（－10倍の増幅度）であることから、抵抗比（10k／R）＝10となる必要がある。したがって、問題の入力側抵抗Rは1kΩとなる。

回路の出力電圧V_oが－1Vであるが、これは、入力電圧V_iが－10倍されて出力された信号である。そのため、V_i＝0.1Vとなる。

電流Iは、上式により入力電圧V_iと抵抗Rの比率で表すことができる。

$$I = \frac{V_i - 0}{R} = \frac{0.1}{1 \times 10^3} = \frac{10^{-1}}{1 \times 10^3} = 10^{-4} A = 0.1 mA$$

［正解　2］

<文献>

中島章夫　編：臨床工学講座　医用電子工学. 医歯薬出版. 2011. P102～107
稲岡秀検ほか　著：臨床工学技士のための基礎電子工学. コロナ社　2010. P43～47

◆ 過去５年間に出題された関連問題

該当なし

[２５回ー午後ー問題５６] 1Vの同相雑音が混入する環境下において、CMRRが80dBである差動増幅器に振幅1mVの信号を入力した。

同相雑音の出力電圧が10mVであるとき、信号の出力電圧の振幅[mV]はどれか。（医用電気電子工学）

1. 0.1
2. 1
3. 10
4. 100
5. 1,000

◆ キーワード

差動増幅器　同相除去比（CMRR）

◆ 解説

入力端子間信号差を増幅する差動増幅器において、同相除去比（CMRR）はその性能を示す重要な指標であり、差動増幅度（A_D倍）と同相増幅度（A_C倍）の比率を対数化した以下の値（dB値）である。

$$CMRR(dB) = 20 \log_{10} \frac{A_D}{A_C}$$

問題では、CMRRが80dBのため、$A_D／A_C$比は10^4となる。
また、差動増幅度および同相増幅度はそれぞれの入・出力電圧比より算出することができる。

差動増幅度 A_D ＝差動出力 x／差動入力 1×10^{-3}

同相増幅度 A_C ＝同相出力 10×10^{-3}／同相入力 1

$$10^4 = \frac{\frac{x}{1\times10^{-3}}}{\frac{10\times10^{-3}}{1}} = \frac{\frac{x}{10^{-3}}}{10^{-2}} = 10^5 \times x$$

$$\therefore x = 10^{-1} V = 100 mV$$

[正解　4]

<文献>

中島章夫　編：臨床工学講座　医用電子工学. 医歯薬出版. 2011. P121

稲岡秀検ほか　著：臨床工学技士のための基礎電子工学. コロナ社. 2010. P59〜60

◆ 過去５年間に出題された関連問題

［２０回ー午後ー問題１６］　［２１回ー午前ー問題５４］　［２４回ー午前ー問題５４］
［２４回ー午後ー問題５４］

[25回-午後-問題57] 図の回路は被変調波が入力されると信号波を出力する復調回路として働く。この回路を利用する変調方式はどれか。
ただし、ダイオードは理想ダイオードとする。(医用電気電子工学)

1. 振幅変調(AM)
2. 周波数変調(FM)
3. 位相変調(PM)
4. パルス符号変調(PCM)
5. パルス位置変調(PPM)

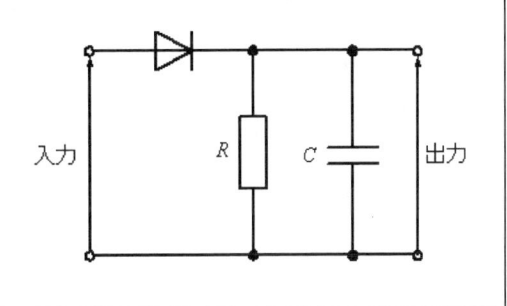

◆ キーワード

復調回路　AMの復調

◆ 解説

AMの復調に用いられる回路である。具体的には、下記のような回路を用いてAM被変調波に乗せられた元信号を取り出す仕組みとなる。まずは、回路前段の検波用ダイオードでAM被変調波の正部分のみを取り出し、コンデンサ C_1 の充放電作用によって平滑化を行う。(問題回路にはないが) さらにコンデンサ C_2 を通過させることで、平滑化された信号に含まれる余分な直流成分をカットし、元信号を得る。

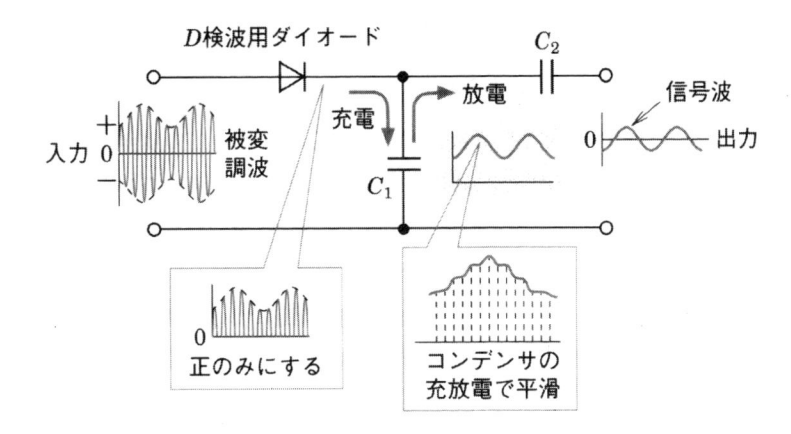

[正解　1]

<文献>

中島章夫　編：臨床工学講座　医用電子工学．医歯薬出版．2011．P240〜241
大熊康弘　著：図解でわかるはじめての電子回路．技術評論社　2008．P339

◆ 過去5年間に出題された関連問題

該当なし

【25回-午後-問題58】 IPアドレスはどれか。(医用電気電子工学)
1． www.bar.zot.or.jp
2． 192.168.1.1
3． foo@bar.zot.or.jp
4． 00-B1-40-55-30-72
5． C:¥WINDOWS

◆ キーワード

IPアドレス　ドメイン名　MACアドレス

◆ 解説

　IPアドレスは通常8ビット×4＝32ビットで構成され、表記上は8ビットずつ4つに区切った10進数で表される（IPv4）。インターネット上で扱われるIPアドレス（グローバルIPアドレス）は世界規模で接続された通信端末の住所にあたるものである。当然ながら唯一のものでなければならず、インターネットが全世界に拡大した現在において、32ビット長IPアドレス（2^{32}＝約43億アドレス）では足りなくなってきた。そのため、現在は128ビット長アドレスのIPv6への移行が進んでいる。

1． 国別、組織種別、機関別に構成されるドメイン名。ドメイン名は、IPアドレスを疑似コードで置き換えたものである。ユーザより指定されたドメイン名は、通信過程においてDNSサーバによって対応するIPアドレスに変換される。
2． 4つに区切った10進数で表される32ビット長IPアドレス（IPv4）。
3． ユーザ名@ドメイン名で表されるメールアドレス表記である。
4． 通信機器ごとに一意に割り当てられる固有アドレスであるMACアドレスの表記である。8ビットずつ6つに区切った16進数で表される。ブリッジやスイッチングHUBと呼ばれるLAN内通信機器は、このMACアドレスを管理しながら通信を行う。
5． OS内で管理されているファイルやフォルダのある場所までの経路を示すパス表記である。

［正解　2］

＜文献＞
小野哲章ほか　編：臨床工学技士標準テキスト　第2版．金原出版．2012．P200〜201

◆ 過去5年間に出題された関連問題

該当なし

[25回-午後-問題59] 動画ファイルを保存するためのファイル形式はどれか。(医用電気電子工学)
1. JPEG
2. TIFF
3. MPEG
4. BMP
5. MIDI

◆ キーワード

動画　ファイル形式　標準化　圧縮形式

◆ 解説

動画ファイルを保存するための代表的なファイル形式には以下のようなものがある。
　　AVI、MPEG、MOV、WMV、FLV　など
静止画像ファイルを保存するための代表的なファイル形式には以下のようなものがある。
　　JPEG、TIFF、GIF、BMP、PNG、PSD　など
音声ファイルを保存するための代表的なファイル形式には以下のようなものがある。
　　WAVE、MP3、MIDI、WMA、AAC　など

1. 静止画像ファイルの形式の一つ
2. 静止画像ファイルの形式の一つ
3. 動画像ファイルの形式の一つ
4. 静止画像ファイルの形式の一つ
5. 音声ファイルの形式の一つ

[正解　3]

<文献>

菊地　眞ほか　編：臨床工学講座　医用情報処理工学．医歯薬出版．2010．P26

◆ 過去5年間に出題された関連問題

[24回-午後-問題58]

[25回-午後-問題60] AD変換について正しいのはどれか。(医用電気電子工学)
a. 量子化ビット数が大きいほど量子化誤差は小さくなる。
b. 量子化ビット数が大きいほど速い信号の変化を捉えることができる。
c. サンプリング間隔が短いほど量子化誤差は大きくなる。
d. サンプリング周波数が高くなるほど変換結果のデータ量は大きくなる。
e. サンプリング周波数の0.5倍を超える周波数の信号は折り返し歪が発生する。

1. a、b、c   2. a、b、e   3. a、d、e   4. b、c、d   5. c、d、e

◆ キーワード

AD変換　量子化　サンプリング

◆ 解説

　AD変換では、まず時間軸で離散化し、さらに振幅軸で離散化する。前者は適当な時間間隔で振幅を取得することであり、この処理を標本化（サンプリング）という。後者は、標本化で得た振幅値を有限個のレベルに当てはめることであり、これを量子化という。また、通常はレベル値と2進数を対応させ、量子化と同時に符号化を行う。

a. 量子化ビット数が大きくなるほど、きめ細かくデータを収集する（きめ細かく量子化する）ため量子化誤差は小さくなる。
b. サンプリング間隔が短いほど速い信号の変化を捉えることができる。
c. 量子化ビット数が小さいほど、量子化誤差は大きくなる。サンプリング間隔と量子化誤差の直接的な関係はない。
d. サンプリング周波数が高いということは、単位時間あたりに収集するデータ数が増えるということなので変換結果のデータ量も大きくなる。
e. サンプリング周波数の0.5倍の周波数をナイキスト周波数といい、ナイキスト周波数を超える周波数成分は標本化した際に折り返し歪（エイリアシング）が発生する。

[正解　3]

<文献>

小野哲章ほか　編：臨床工学技士標準テキスト　第2版．金原出版．2012．P189〜190, P428〜431

◆ 過去5年間に出題された関連問題
　[22回-午後-問題55]

【２５回-午後-問題６１】 白色雑音を含む周期信号を100回同期加算平均した。
SN比は何倍になるか。（医用電気電子工学）

1. $\frac{1}{100}$
2. $\frac{1}{10}$
3. 1
4. 10
5. 100

◆ キーワード

雑音　加算平均

◆ 解説

加算平均処理は雑音中から周期信号を抽出する際によく用いられる手法である。
・雑音：信号の強弱が時間的にランダムに変化する
・周期信号：信号の強弱に周期がある

これらの性質を利用して、ある周期で信号をサンプリングすれば、そのサンプリング周期に同調した周期信号は常に同じ値をとるが、雑音は毎回異なる値が取得されることになる。これらのサンプリング信号を時間的に加算平均すれば、ランダムな値を持つ雑音は、信号の強いとき（正の値）と弱いとき（負の値）で相殺されて信号が減衰し、周期信号を抽出しやすくなる。

この加算平均処理を n 回繰り返したとき、SN比は $\sqrt{n}$ 倍になることが知られている。

（Sは等倍のまま、Nが $1/\sqrt{n}$ 倍となる。）

従って、設問では100回同期加算平均しているため、SN比は $\sqrt{100}=10$ 倍になる。

［正解　4］

＜文献＞
小野哲章ほか　編：臨床工学技士標準テキスト第2版．金原出版．2012．P431

◆　過去５年間に出題された関連問題
　［２２回-午後-問題６２］　　［２３回-午後-問題６１］

[２５回－午後－問題６２] 時系列信号処理において図のサンプル点のデータ f_k を $\tilde{f} = \frac{1}{5}\sum_{i=-2}^{2} f_{k+i}$ に置き換える処理はどれか。(医用電気電子工学)

1. 信号正規化
2. 振幅圧縮
3. フーリエ変換
4. 周波数変換
5. 移動平均

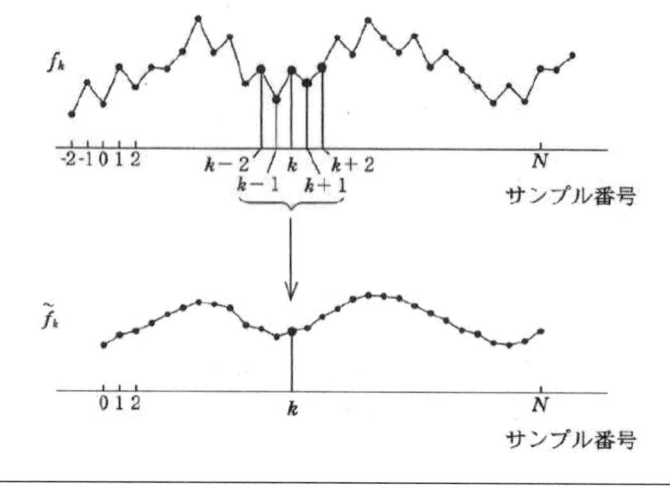

◆ キーワード

信号処理　移動平均（スムージング）

◆ 解説

ディジタル信号におけるフィルタ処理に関する設問である。

設問の図及び式から、処理の対象となるサンプル時間とその近傍（設問では±2サンプル点）の値の平均値を新たなサンプル値とする処理であることがわかる。この処理を移動平均処理（スムージング）と呼び、信号に含まれる低周波成分（短時間ではあまり変化しない信号）は減衰せず、高周波（短時間で急激に変化する値）を減衰させる低域（通過）フィルタとしての特性があることが知られている。

設問ではサンプル点近傍の5点により移動平均処理を施しているが、近傍7点や9点以上での処理を行うことにより、さらに高周波の成分を減衰させることが可能となる。

1. 信号正規化とは、得られた信号の振幅あるいは周波数について一定の規則に基づいて変形し、信号比較等の処理を行いやすくする処理である。
2. 振幅圧縮処理とは、サンプリングされた信号を量子化する際のデータオーバーフローを解消するため、すべてのサンプルデータの信号を規定の圧縮比で除する処理をいう。
3. フーリエ変換及び周波数変換は、信号に含まれる周波数成分を解析（スペクトル解析）するために用いられる。

[正解　5]

＜文献＞

小野哲章ほか　編：臨床工学技士標準テキスト第2版．金原出版．2012．P431

◆ 過去5年間に出題された関連問題

【２２回－午後－問題６２】

[25回-午後-問題63] ブロック線図に示すシステムの時定数[秒]はどれか。
ただし、sはラプラスの変数とする。(医用電気電子工学)
1. 2
2. 3
3. 6
4. 12
5. 24

$$\boxed{\dfrac{24}{2+6s}}$$

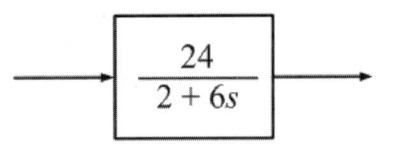

◆ キーワード

システム関数　ブロック線図　時定数

◆ 解説

　ブロック線図とは、制御系の要素をブロックで表現し、入出力の関係を線でつないで示す図法である。ブロック中の数式は、入出力間の関係を表記した伝達関数と呼ばれるものであり、ラプラス演算子 (s) により表現されている。

　つまり、入力X(s)、出力Y(s)であるとき、設問のブロック線図中には、

$$Y(s) = \frac{24}{2+6s} X(s)$$

の関係があることになる。ここでシステムの時定数を求めるために、入力としてステップ信号 (X(s) = 1/s) を入力した場合の時間関数を求めてみる。

$$Y(s) = \frac{24}{2+6s} \cdot \frac{1}{s} = 12 \frac{1}{s(1+3s)}$$ これを両辺逆ラプラス変換して、

$$y(t) = 12\left(1 - e^{-\frac{t}{3}}\right)$$

となる。これにより、時定数は3秒であることがわかる。

　また一般に、

$$Y = \frac{K}{1+Ts} X$$

の関係にあるシステムを一次遅れ系といい、Tが時定数、Kがゲインとなる。この関係を覚えていれば、設問の伝達関数を変形する（分母分子を2で除する）ことにより、時定数T=3を即時に求めることができる。

[正解　2]

＜文献＞
小野哲章ほか　編：臨床工学技士標準テキスト第2版．金原出版．2012. P210〜211

◆　過去5年間に出題された関連問題
　　[21回-午後-問題35]　　[23回-午前-問題63]　　[24回-午前-問題63]

【25回-午後-問題64】 ネブライザについて正しいのはどれか。(生体機能代行装置学)
a. リザーバの水はセラチア菌などに汚染されやすい。
b. 径5～10μmの粒子は下気道に到達しない。
c. 超音波型の粒子径はジェットネブライザよりも大きい。
d. メインストリーム型ジェットネブライザは薬剤投与目的で使用する。
e. 超音波型は過剰加湿になりやすい。

1. a、b　　2. a、e　　3. b、c　　4. c、d　　5. d、e

◆ キーワード

ネブライザ　ジェットナブライザ　超音波式ネブライザ

◆ 解説

吸入療法とは、薬剤を気体中に浮遊させ、口腔内から気道より先の呼吸器系に送ることをいう。
この吸入の目的は、専用の装置を用いた呼吸器系の加湿、洗浄(去痰)や治療(気管支の拡張)などである。
吸気中の浮遊される液体粒子は、その大きさによって到達部位が異なる。

　大粒子(直径5μm以上)　：　咽頭に直接当たる。
　中粒子(直径1～5μm)　：　上気道から小気道まで到達する。
　小粒子(直径1μm以下)　：　肺胞まで到達する。

薬剤(水溶液または懸濁液)をエアロゾル(エアゾール)に変え、噴霧する装置を**ネブライザ**という。
ネブライザにはジェット式ネブライザ、超音波式ネブライザ、メッシュ式ネブライザや定量吸入器がある。

　ジェット式ネブライザ　：　ベンチュリー効果(ベルヌーイの定理)を利用したもので、毛細管内を上昇してきた薬剤を高速気流に乗せたあと、バッフルに衝突させてエアロゾルを発生させるもので、その液体粒子の直径は1～10μmである。
　超音波式ネブライザ　：　超音波振動子で発生させた振動を水槽と薄い隔壁(ダイヤフラム)を通して薬液槽に伝え、伝達された機械運動エネルギーによって薬剤に分子運動が発生し、エアロゾル化するもので、その液体粒子の直径は1～5μmである。

a. 超音波式ネブライザの作用槽(リザーバ)において使用する水は超音波の振動で水温は30度位に上昇し、微生物が繁殖しやすい環境になる。
b. 液体粒子の直径が1～5μmならば上気道から小気道まで到達する。
c. 超音波式ネブライザのほうがジェット式ネブライザよりも液体粒子の直径は小さい。
d. メインストリーム型とは呼吸気回路に直接装着する方法であり、ジェット式ネブライザは気道への加湿を目的としても使用されている。
e. 超音波式ブライザの場合、エアロゾルを大量に発生するため微調整を行わないと過剰加湿になりやすい。

[正解　2]

<文献>
　廣瀬　稔ほか　編：臨床工学講座　生体機能代行装置学　呼吸療法装置. 医歯薬出版. 2011. P109～114

◆ 過去5年間に出題された関連問題
　[21回-午後-問題36]　　[23回-午前-問題68]　　[24回-午前-問題64]

> **【25回-午後-問題65】** 酸素療法の合併症で正しいのはどれか。（生体機能代行装置学）
> 1. 副鼻腔炎
> 2. 気道乾燥
> 3. イレウス
> 4. 過換気症候群
> 5. 空気塞栓症

◆ キーワード

気道乾燥　加温加湿

◆ 解説

　酸素療法は、生体の酸素需要に対し酸素供給が不足した際に、吸入酸素濃度（FIO_2）を高め、酸素欠乏の程度に応じた適切な酸素量を投与する治療法である。

　酸素療法の合併症には、**気道の乾燥，酸素中毒，CO_2ナルコーシス，吸収性無気肺**などがある。

1. 副鼻腔炎は、副鼻腔の粘膜が細菌やウィルスに感染や、ハウスダスト・花粉症などのアレルギーが原因で炎症を起こし、膿、粘液が排出されず副鼻腔に貯留するもので、酸素療法の合併症ではない。
2. 医療ガスの相対湿度は約2%位で乾燥しているため、酸素投与を行う場合には加温加湿を必要とする。
3. イレウスは、腸管内容物の肛門側への移動が障害される病態であり、酸素療法の合併症ではない。
4. 過換気症候群は、何らかの誘因（精神的な不安など）によって過換気となり、血中の二酸化炭素が減り、呼吸性アルカローシスとなることで、手足や唇の痺れや動悸、目眩等の症状が引き起こされる。対処方法としては、紙袋で鼻・口を覆い、吐き出した二酸化炭素を際呼吸するなどが行われる。
5. 空気塞栓の機序は、血中に混入した空気が核となり血小板等が周囲に付着し塊が形成され塞栓症状を発症する。静脈性の場合は、輸血中の空気誤入や人工透析、血管造影などで起こる。動脈性は、胸部手術、気胸、肺の刺創で肺静脈枝から空気が入る場合に起こる。また、潜水時の急速浮上でも起こる。

［正解　2］

＜文献＞
　廣瀬　稔ほか　編：臨床工学講座　生体機能代行装置学　呼吸療法装置. 医歯薬出版. 2011. P89

◆ 過去5年間に出題された関連問題
　　［21回-午後-問題44］　　［22回-午後-問題65］　　［23回-午前-問題65］

【25回−午後−問題66】 PCV（pressure control ventilation）で正しいのはどれか。（生体機能代行装置学）
1．吸気時間は肺コンプライアンスに左右される。
2．吸気フローは気道抵抗に左右されない。
3．呼気時間は気道抵抗に左右される。
4．1回換気量を規定できない。
5．小児に適さない。

◆ キーワード

PCV　漸減波　肺コンプライアンス　1回換気量

◆ 解説

　PCVは漸減波を用いて一定の吸気圧を設定し、時間を設定する、調節換気として用いられる。
　PCVは末梢気道抵抗や肺胸郭コンプライアンスが変化すると換気量が変動するという欠点を持っているが、吸気圧値の設定により肺胸郭コンプライアンス低下時でも最高気道内圧が設定された吸気圧値より上昇することはないので、肺への圧損傷や健常肺への過膨張の危険性は避けられる。PCVでは圧が規定されているので、気道抵抗が決まっていると吸気流量を調節して対応する。そのため、吸気圧が決められている状況で、気道抵抗が高ければ、吸気流量は低下する。

1．PCVは、吸気圧値と吸気時間を設定して換気を行う方法である。
2．PCVは、吸気圧が決められているので、気道抵抗が高ければ吸気流量は下がる。
3．PCVは、吸気圧値と吸気時間を設定して換気を行う方法である。
4．PCVは、末梢気道抵抗や肺胸郭コンプライアンスが変化すると換気量が変動する。
5．小児期の肺は未発達であり、圧損傷の危険性が少ないPCVは適している。

［正解　4］

＜文献＞

　廣瀬　稔ほか　編：臨床工学講座　生体機能代行装置学　呼吸療法装置．医歯薬出版．2011．P137〜138

◆ 過去5年間に出題された関連問題

［24回−午前−問題65］

[25回-午後-問題67] 呼吸回路の加温加湿で正しいのはどれか。(生体機能代行装置学)
1. ホースヒーターは呼気回路に組み入れる。
2. 回路内に結露を生じていれば相対湿度はほぼ100％である。
3. 加温加湿器の貯水槽には水道水を用いる。
4. 人工鼻は加温加湿器との組合せが効果的である。
5. 人工鼻は分時換気量の増加によって加湿効率が増加する。

◆ キーワード

加温加湿器　人工鼻

◆ 解説

　健常者が大気中の空気を吸入すると上部気道を通過する過程で気道粘膜から加温加湿され、気管分岐部付近ではほぼ**37℃、相対湿度100％**となる。しかしながら、人工呼吸器使用時などで、気管内挿管や気管切開により気道が確保されている場合には、加温加湿されない乾燥したガスを直接吸入することとなる。

　加温加湿されない乾燥したガスを吸入すると、**気道粘膜の線毛運動の低下・障害**、気道粘膜の損傷・乾燥、痰の固形化、気道・気管チューブの痰による閉塞、無気肺、肺炎などの障害を起こしやすい。

　障害を回避するためには自然呼吸と同等に吸気を加温加湿することが必要となる。

　給湿療法装置には**表面通過型（パスオーバ型）、カスケード型、灯芯型**などの**加温加湿器**や**人工鼻**がある。人工鼻の原理は、呼気が人工鼻を通過時に呼気中の熱・水蒸気をフィルタ内に取り込み貯える。そして、次の吸気時にガスが人工鼻を通過する際に、内部に貯えていた熱と水蒸気を放出することで加温加湿を行う。

1. 吸入される気体が乾燥しないようにするので、吸気側が加温加湿される。**ホースヒーターの役割は吸気口元温を一定に保つことにより、結露を防ぎ細菌汚染防止**となる。
2. 加温加湿器チャンバーにより温度および絶対湿度とも高い気体が、吸気回路内を通過していく間に冷却され結露した場合は、相対湿度は100％と考えて良い。
3. **貯水槽の水は必ず滅菌水を使用する**。水道水は、0.1ppmの塩素濃度が法律で義務づけられているが、この状態で全ての細菌・ウィルスの病原体を消毒することは不可能であるため。
4. **人工鼻と加温加湿器の併用は禁忌**。併用で加湿が過度となり、人工鼻フィルタの閉塞による換気困難や、抵抗の増大が考えられるためである。
5. 人工鼻での加温加湿量は上限がある。そのため換気量にも制限（上下限）があり、値を超えた場合の加湿効率は低下する。

[正解　2]

＜文献＞

廣瀬　稔ほか　編：臨床工学講座　生体機能代行装置学　呼吸療法装置. 医歯薬出版. 2011. P115〜121

◆ 過去5年間に出題された関連問題

　[21回-午後-問題42]　[23回-午後-問題63]

[25回-午後-問題68] 高気圧酸素治療環境で正しいのはどれか。(生体機能代行装置学)
 a. 燃焼率が増加する。
 b. 燃焼速度が増加する。
 c. 発火温度が上昇する。
 d. 不燃物は発火しない。
 e. 酸素の支燃性が高くなる。

 1. a、b、c　　2. a、b、e　　3. a、d、e　　4. b、c、d　　5. c、d、e

◆　キーワード

高気圧酸素治療環境　燃焼率　燃焼速度　発火点(着火点)　不燃物　支燃性

◆　解説

　乾燥した大気圧の空気の酸素分圧約 160mmHg で、2ATA の空気環境の酸素分圧は 318mmHg、また 3ATA では 477mmHg となる。それぞれの大気圧で相当する酸素濃度は 41.8%(2ATA)および 62.7%(3ATA)となる。支燃性の強い酸素の分圧上昇は、大気圧空気環境(1ATA)に比べて燃焼しやすい環境条件となる。更に純酸素加圧の場合、2ATA での酸素分圧 1520mmHg で大気圧空気の 10 倍に近、3ATA の場合の 2280mmHg は 14 倍以上の酸素分圧に相当する。

　支燃性の高い酸素は、濃度が高くなれば燃焼率・燃焼速度が増加する。

 a. 高気圧環境下において、大気圧酸素濃度に換算すると濃度の高い環境となるため燃焼率は増加する。
 b. 高気圧環境下において、大気圧酸素濃度に換算すると高い環境となるため燃焼速度は増加する。
 c. 高気圧環境下では圧力の上昇に伴い、可燃物の着火温度は低下する。
 d. 高気圧酸素環境下でいったん点火すれば、空気中の不燃物、難燃物とされているものでも燃焼する。
 e. 支燃性の強い酸素の分圧上昇は、大気圧空気環境に比べて燃焼しやすい環境条件となる。

[正解　2]

<文献>
　廣瀬　稔ほか　編:臨床工学講座　生体機能代行装置学　呼吸療法装置．医歯薬出版．2011．P90〜108

◆　過去5年間に出題された関連問題
　　【21回-午後-問題39】　【22回-午前-問題64】　【23回-午前-問題67】
　　【23回-午後-問題66】　【24回-午前-問題66】　【24回-午後-問題66】

[２５回−午後−問題６９] 1回換気量500mL、死腔量150mL、呼吸回数10回/分であるときの肺胞換気量[mL/分]はどれか。（生体機能代行装置学）
1. 1,500
2. 2,500
3. 3,500
4. 5,000
5. 6,500

◆ キーワード

死腔量　分時換気量　分時肺胞換気量

◆ 解説

　吸息によって呼吸器系に入った空気の全てがガス交換に関与するわけではなく、外鼻孔から終末細気管支までガス交換は行われない。このガス交換に関与しない空間を**解剖学的死腔**(dead space)と呼び、成人の解剖学的死腔量は **150mL 程度**である。実際に肺と血液との間でガス交換に関与している量を肺胞換気量(pulmonary ventilation volume)と呼び、次式で表される。

　分時換気量＝1回換気量×呼吸数

　分時肺胞換気量＝（1回換気量－死腔量）×呼吸数

　よって
　　(500−150)×10 ＝ 3,500mL/分

[正解　3]

＜文献＞

　廣瀬　稔ほか　編：臨床工学講座　生体機能代行装置学　呼吸療法装置．医歯薬出版．2011．P9

◆過去５年間に出題された関連問題

　[２２回−午後−問題６３]

[25回-午後-問題70] 人工心肺装置に用いる遠心ポンプで正しいのはどれか。（生体機能代行装置学）
a. 吸引回路用のポンプに適する。
b. チューブ圧閉度の調節が必要である。
c. 低回転時には逆流が生じることがある。
d. 血液損傷はローラポンプよりも軽度である。
e. 回転数が同じでも流量は後負荷によって変化する。

1. a、b、c　2. a、b、e　3. a、d、e　4. b、c、d　5. c、d、e

◆ キーワード

遠心ポンプ　ローラポンプ　圧閉度　流量特性

◆ 解説

　遠心ポンプは構造によりコーン型、直線流路型、インペラー型に分類できる。いずれも、流入してきた血液を羽根または円錐（コーン）により回転させ遠心力により血液を駆出させる。ローラポンプの場合、ポンプ回転数と血液流量は比例関係であるが、遠心ポンプの場合、同じ回転数であっても血液粘性や回路内抵抗、患者末梢血管抵抗の変動により流量が変化する。また、ポンプ内に大量の空気が混入した場合、空気は血液に比べて質量が小さいために、遠心力は失われポンプ吐出が停止する（de-prime現象）。

a. 空気が混入する吸引回路での遠心ポンプの使用はできない。
b. チューブの圧閉度調整が必要であるのはローラポンプ。
c. 低回転時に遠心ポンプの発生圧力が患者動脈側より低くなると逆流が生じる。
d. ローラポンプより軽度とされている。
e. 前負荷、後負荷、血液粘度の変動により流量は変化する。

［正解　5］

◆　過去5年間に出題された関連問題

　　［21回-午後-問題47］　［22回-午前-問題73］　［24回-午前-問題70］

[25回-午後-問題71] 人工心肺時の血液希釈で正しいのはどれか。(生体機能代行装置学)
a. 溶血量が軽減する。
b. 酸素運搬能が増加する。
c. 血液粘稠度が増加する。
d. 膠質浸透圧が増加する。
e. 組織血流を良好にする。

1. a、b 2. a、e 3. b、c 4. c、d 5. d、e

◆ キーワード

血液希釈　血液粘調度　膠質浸透圧　組織灌流

◆ 解説

　血液希釈をすることによって血液損失を少なくし輸血量を軽減することができる。また、ヘマトクリット値(Ht)を37%から20%まで下げると血液粘度は20%減少し、血液粘性抵抗を低下させることで末梢血管抵抗を減少させ組織の灌流を良好にする。

　欠点は赤血球成分が減少するために酸素運搬能が低下する。血漿成分も希釈され膠質浸透圧が低下し、組織浮腫の原因となる。また人工心肺開始時には血液粘度の急激な低下や血中カテコラミンの希釈により灌流圧が低下する。

a. 血液希釈をすることによって輸血量を軽減できる。
b. ヘマトクリット値が低下するので同じ心拍出量(灌流量)では酸素運搬能は低下する。
c. ヘマトクリット値が低下すると血液粘度は低下する。
d. 膠質浸透圧は主にアルブミンに依存しており、希釈により膠質浸透圧は低下する。浸透圧の低下は組織浮腫をきたす。
e. 血液粘度が低下すると末梢血管抵抗も減少する。これによって血流再分配を受ける組織では血流が良好となる。

[正解　2]

<文献>
　見目恭一ほか　編:生体機能代行装置学　体外循環装置. 医歯薬出版. 2012. P109

◆ 過去5年間に出題された関連問題
[21回-午後-問題50]　[22回-午前-問題70]　[23回-午前-問題69]
[24回-午前-問題50]

[25回-午後-問題72] 完全体外循環中の灌流条件で適切で**ない**のはどれか。（生体機能代行装置学）

1. ヘモグロビン値：5g/dL
2. 平均大動脈圧：70mmHg
3. 中心静脈圧：3cmH₂O
4. 混合静脈血酸素飽和度：80%
5. 全血活性化凝固時間：450秒

◆ キーワード

ヘモグロビン値　灌流圧　中心静脈圧　静脈血酸素飽和度　ACT

◆ 解説

体外循環中の灌流条件を以下に示す。

ヘモグロビン量（Hb）	7 g/dL
動脈圧（AP）	60〜80mmHg
中心静脈圧（CVP）	0〜数mmHg
混合静脈血酸素飽和度（SvO₂）	60〜80%
全血活性化凝固時間（ACT）	400秒以上
ヘマトクリット値（Ht）	20%
pH	7.35〜7.45
動脈圧酸素分圧（PaO₂）	200〜300mmHg
動脈血二酸化炭素分圧（PaCO₂）	35〜45mmHg

［正解　1］

＜文献＞

見目恭一ほか　編：生体機能代行装置学　体外循環装置．医歯薬出版．2012．P103〜123

◆ 過去5年間に出題された関連問題

［22回-午前-問題71］　［24回-午前-問題72］

[25回-午後-問題73] 補助循環について正しいのはどれか。（生体機能代行装置学）
a. IABPではバルーンに圧縮空気を出入りさせて拡張・収縮を行う。
b. IABPでは正常心機能の50～60%の補助効果が得られる。
c. PCPSはPTCAの補助手段として用いられる。
d. 補助人工心臓では連続流型は拍動流型よりも小型のものが多い。
e. 補助人工心臓では左室脱血よりも左房脱血のほうが高流量を得やすい。

1. a、b　2. a、e　3. b、c　4. c、d　5. d、e

◆ キーワード

IABP　PCPS　補助人工心臓

◆ 解説

　IABPは大腿動脈からIABPバルーンカテーテルを挿入し、胸部下行大動脈にバルーンを留置する。本体に入力される動脈圧や心電図に同期してバルーンにヘリウムガスを出し入れする。それによってバルーンの拡張（inflation）及び収縮（deflation）が行われる。

　PCPSは経皮的心肺補助法のことで、遠心ポンプと人工肺から構成された閉鎖型回路の体外循環システムである。穿刺法によって大腿動脈および大腿静脈に挿入される経皮的カニューレによって送脱血が行われる。脱血された血液は人工肺にて酸素加され、遠心ポンプによって送血される。

　補助人工心臓は拍動流型と連続流型があり、連続流型はインペラの高速回転よって血液を流す。

a. IABPではヘリウムにてバルーンの拡張・収縮を行う。
b. 正常心機能の10～15%程度の補助が限界とされている。
c. PTCAのような心臓への直接治療の場合、有用な補助手段となる。
d. 連続流型はインペラーを用いるため拍動流型に比べて小型化が可能である。
e. 一般的に補助人工心臓では高流量を得るために左室脱血が用いられる。

[正解　4]

<文献>

小野哲章ほか　編：臨床工学技士標準テキスト．金原出版．2002．P306～309
見目恭一ほか　編：生体機能代行装置学　体外循環装置．医歯薬出版．2012．P213～240

◆　過去5年間に出題された関連問題
[21回-午後-問題54]　[21回-午後-問題55]　[22回-午前-問題72]
[24回-午前-問題73]

[25回-午後-問題74] 人工心肺中のトラブルとその対応との組合せで正しいのはどれか。（生体機能代行装置学）

a. 脱血カニューレの脱落 ──── 送血ポンプの停止
b. 膜型人工肺における wet lung ──── 人工肺の交換
c. 人工肺内の血栓形成 ──── ヘパリンの追加投与
d. 熱交換器の水漏れ ──── 冷温水槽の交換
e. 大動脈内への気泡の誤送 ──── 送血ポンプの逆回転

1. a、b　2. a、e　3. b、c　4. c、d　5. d、e

◆ キーワード

送血ポンプ　停止　wet lung　血栓形成　気泡の誤送

◆ 解説

人工心肺は心肺機能を完全に代行している。つまり生命活動において重要な血液循環とガス交換を担っており、トラブル発生は直接、生命の危機を招く。人工心肺の特殊性として装置が止められない、動脈や主要臓器への直接の送血、大量の血液の体外への脱血、非生理的な状況下などがあげられる。これらのことを踏まえて、トラブルの事象に応じた対処法を習得しておく必要がある。

a. 脱血カニューレが脱落した場合、脱血流量が減少するために貯血槽内の血液量が低下する。送血流量を減ずるか停止を行わなければ貯血槽内は空となり空気を患者へ送ってしまう。
b. wet lung とは人工肺内のガス流路内に結露が生じガス交換能が低下することである。一時的に人工肺に吹送している酸素ガス流量を上げ結露の除去を行う。それでも酸素加能が改善しない場合、必要であれば人工肺の交換を行う。
c. ヘパリンでは形成された血栓を溶解することはできない。血栓形成によって人工肺前後の圧較差が上昇し人工肺の入口圧の上昇やガス交換能の低下が著しければ人工肺の交換を検討する。
d. 熱交換器は冷温水層から設定された温度の水が循環している。熱交換器での水漏れが発生した場合、血液への汚染や溶血が生じるため、熱交換器の交換を行う。
e. 一般的に気泡を誤送した場合、大動脈から送血カニューレを抜き、脱血回路と送血回路をバイパスする再循環回路を利用し、静脈側より逆行性送血を行い積極的に大動脈から気泡除去を行う。

［正解　1］

<文献>

小野哲章ほか　編：臨床工学技士標準テキスト．金原出版．2002．P304〜305
見目恭一ほか　編：生体機能代行装置学　体外循環装置．医歯薬出版．2012．P191〜211

◆ 過去5年間に出題された関連問題

［20回-午後-問題49］　［20回-午後-問題56］　［22回-午前-問題69］
［22回-午前-問題74］　［22回-午後-問題70］　［23回-午後-問題70］

[25回-午後-問題75] 血液浄化療法で**ない**のはどれか。(生体機能代行装置学)
1. 血漿吸着法
2. 電気分解法
3. 血液濾過法
4. 腹膜透析法
5. リンパ球除去療法

◆ キーワード

血液浄化療法　人工腎臓治療　アフェレシス療法

◆ 解説

各種血液浄化療法は次のように分類されている。
　人工腎臓治療：血液透析，腹膜透析，血液濾過，血液透析濾過
　アフェレシス療法：持続的血液浄化，血液吸着，血漿吸着，プラズマアフェレシス，白血球除去療法

1. アフェレシス療法
2. 血液浄化療法ではない。
3. 人工腎臓治療
4. 人工腎臓治療
5. アフェレシス療法

［正解　2］

＜文献＞

竹澤真吾ほか　編：臨床工学講座　生体機能代行装置学　血液浄化療法装置．医歯薬出版．2012．P1

◆ 過去5年間に出題された関連問題

該当なし

[25回-午後-問題76] 次の条件で血液透析が行われた。(生体機能代行装置学)
　透析器入口血液尿素窒素濃度 100mg/dL
　透析器出口血液尿素窒素濃度 10mg/dL
　透析器入口血液流量 250mL/min
　限外濾過流量 10mL/min
　この透析器の尿素クリアランス[mL/min]はどれか。
1. 186
2. 206
3. 226
4. 246
5. 266

◆ キーワード

クリアランス

◆ 解説

クリアランスは、透析器(ダイアライザ)に流れる血流量のうち、対象となる溶質が完全にゼロとなる血流量を示し、残りの血流量における溶質濃度は不変であることを示すものである。したがって、クリアランスの単位は血流量と同じ mL/min で示され、血流量を上回ることはない。

クリアランスの算出式は以下のとおりである。ただし、添え字のCは濃度、Q_Bは血流量、Q_Fは限外濾過流量、、Bは血液、iは入口、oは出口を示す。

$$C_L = \frac{C_{Bi} - C_{Bo}}{C_{Bi}} \times Q_{Bo} + Q_F$$

$$C_L = \frac{100 - 10}{100} \times (250 - 10) + 10$$

　　　$= 226 mL/min$

[正解 3]

<文献>

竹澤真吾ほか　編:臨床工学講座　生体機能代行装置学　血液浄化療法装置. 医歯薬出版. 2012. P44〜45

◆ 過去5年間に出題された関連問題

[23回-午後-問題74]　[24回-午前-問題77]

[25回-午後-問題77] 市販のCAPD透析液に含まれているが、血液透析液には**含まれていない**のはどれか。
(生体機能代行装置学)
1．アセテート
2．マグネシウム
3．ラクテート
4．リン
5．カリウム

◆ キーワード

透析液組成　CAPD

◆ 解説

　市販透析液（血液透析用）には、ナトリウム，カリウム，カルシウム，マグネシウム，クロール，酢酸（アセテート），重炭酸，ブドウ糖などが組成として含まれる。一方、**腹膜透析（CAPD）用透析液には、アルカリ化剤として乳酸（ラクテート）が用いられている**。また除水のための浸透圧物質として、高濃度のブドウ糖またはイコデキストリン（グルコースポリマー）が使用されている。

1．血液透析用透析液
2．血液透析用透析液
3．腹膜透析（CAPD）用透析液
4．血液透析用透析液
5．血液透析用透析液

[正解　3]

<文献>

竹澤真吾ほか　編：臨床工学講座　生体機能代行装置学　血液浄化療法装置．医歯薬出版．2012．P81〜88

◆ 過去5年間に出題された**関連問題**

該当なし

[25回-午後-問題78] 透析装置（コンソール）の監視項目に**含まれない**のはどれか。（生体機能代行装置学）
1．気　泡
2．除水量
3．回路内圧
4．溶解酸素量
5．透析液温度

◆ キーワード

ベッドサイドモニタ　患者監視装置　透析装置　監視項目

◆ 解説

　透析装置（コンソール）は、ベッドサイドモニタ、患者監視装置とも呼ばれ、各種監視装置が組み込まれている。
①気泡検出器
　超音波センサを利用し検出している。
②漏血検出器
　ダイアライザの膜破損により透析液へ漏出する血液を透析液排液側で光透過度の減衰により検出している。発光ダイオードとホトトランジスタで構成する透過型が使用されている。
③血液側回路内圧
　ダイアライザ、回路内血液凝固の有無、回路の折れ曲がり、回路の脱落・破損、留置針の状態等を知る上で極めて重要である。
④透析液圧
　ダイアライザから透析装置に戻る透析液圧を測定する。
⑤透析液温度
　通常透析液は35～38℃で使用されるが、41℃以上になると警報を発し、ダイアライザへの供給を停止しヒータ電源も遮断する機構になっている。
⑥除水制御
　除水量を設定通り計画的かつ安全に実施するために除水制御が不可欠である。

1．含まれる。
2．含まれる。
3．含まれる。
4．透析装置の監視項目に含まれない。
5．含まれる。

［正解　4］

＜文献＞

竹澤真吾ほか　編：臨床工学講座　生体機能代行装置学　血液浄化療法装置．医歯薬出版．2012．P127

◆ 過去5年間に出題された関連問題

［20回-午後-問題63］　［21回-午後-問題65］　［23回-午後-問題78］
［24回-午後-問題75］

【25回-午後-問題79】 血液浄化療法中に体内に空気が流入した際の対処法で**誤っている**のはどれか。
（生体機能代行装置学）
1．酸素吸入を行う。
2．血管拡張薬を注射する。
3．血液ポンプを停止する。
4．高気圧酸素療法を検討する。
5．左側臥位にして頭を低くする。

◆ キーワード

左側臥位　トレンデレンブルグ体位　酸素吸入　高気圧酸素療法

◆ 解説

　空気混入時の症状は、咳嗽、胸部不快感、呼吸困難、血圧低下であり、これらの症状がみられた場合、回路遮断し、**左側臥位のトレンデレンブルグ体位**（頭を低く、下肢挙上）とし、脳、肺への空気の流入を防止し、**酸素投与**などの救命救急処置を行う。

1．酸素吸入は必要である。
2．血管拡張薬を注射しても空気混入時の対処にならない。
3．空気の流入をそれ以上させないために、直ちにポンプを停止しなくてはならない。
4．高気圧酸素療法で、血液内の空気の除去を行う。
5．左側臥位にし、頭部を低く下げ、下肢を挙上する（トレンデレンブルグ体位）。

［正解　2］

＜文献＞
竹澤真吾ほか　編：臨床工学講座　生体機能代行装置学　血液浄化療法装置．医歯薬出版．2012．P199

◆ 過去5年間に出題された関連問題

　［20回-午後-問題68］　［22回-午前-問題24］　［23回-午後-問題79］

[25回-午後-問題80] 質量mの物体が半径r、周速度vで等速円運動しているときの向心力はどれか。
(医用機械工学)

1. mrv

2. mrv^2

3. mr^2v^2

4. $m\dfrac{v}{r}$

5. $m\dfrac{v^2}{r}$

◆ キーワード

遠心力　向心力

◆ 解説

遠心力は回転運動をする系で現れる慣性力であり、円の半径方向（外向き）に働く。

向心力は円運動するために遠心力と同じ大きさで、円の半径方向（内向き）に働く力である。

遠心力（または向心力）F [N] は、質点の質量 m [kg]、回転半径 r [m]、角速度 ω [rad/s] とすると

$F = mr\omega^2$　　・・・①

となる。

また質点の速度 v [m/s] は　$v = r\omega$ で表されるため

$F = \dfrac{mv^2}{r}$　　・・・②

とも表記される。

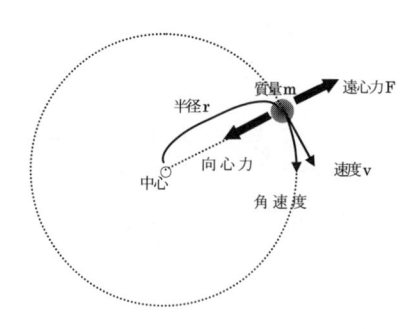

[正解　5]

<文献>

嶋津秀昭ほか　著：臨床工学講座　医用機械工学．医歯薬出版．2011．P28〜P32

◆ 過去5年間に出題された関連問題

[23回-午前-問題80]　[24回-午後-問題80]

[２５回－午後－問題８１] 誤っているのはどれか。（医用機械工学）
1. 物体に力を加えたときに生じるモーメントには曲げとねじりがある。
2. 力を取り除くとひずみがゼロに戻る変形を塑性変形という。
3. 降伏応力が高いほど材料としての強度は高い。
4. ポアソン比は縦ひずみと横ひずみの関係を表す。
5. 力を加えた方向と平行な面に発生する応力をせん断応力という。

◆ キーワード

せん断　曲げ　ねじり　ポアソン比　弾性変形　塑性変形

◆ 解説

物体に力を加えたとき、引張り、圧縮、せん断、曲げ、ねじりなどの変形が考えられる。
棒の変形では、棒をせん断する（断面に平行な力）ように"せん断力"と棒を曲げるように"曲げモーメント"が加わる。

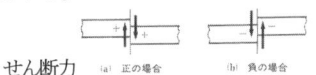

また軸などが回転し力を伝えるときに発生するモーメントをねじりモーメント（またはトルク）と呼ぶ。
力を加え変形する際は、その力を取り除くとひずみがなくなる場合を"弾性変形"といい、力を取り除いてもひずみが残ってしまう場合を"塑性変形"という。

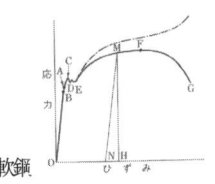

上の応力－ひずみ線図でみると、A 点（弾性限度）までが弾性変形の範囲でそれ以降は塑性変形となる。
また軟鋼の場合は C 点（降伏点）のように極大点が現れ、これ以降は応力を増加させなくともひずみが増大する。よって降伏点の応力（降伏応力）が高いほど強度は高いことになる。ただし一般的な金属では降伏点は存在しないため耐力（永久ひずみが 0.2% になる応力）が材料の強度の基準として用いられる。

1. 物体に力を加えたときに生じるモーメントには曲げとねじりがある。
2. 力を取り除くとひずみがゼロに戻る変形を弾性変形という。
3. 降伏応力が高いほど材料としての強度は高い。
4. ポアソン比は横ひずみ／縦ひずみで表される。
5. せん断応力は、力を加えた方向と平行な面をせん断する（ずらす）ように作用している。

[正解　2]

<文献>

嶋津秀昭ほか　著：臨床工学講座　医用機械工学. 医歯薬出版. 2011. P39～P63
林　洋次ほか　著：機械設計Ⅰ. 実教出版. 2006. P84～P85, P106～P141

◆ 過去5年間に出題された関連問題

[２０回－午後－問題７２]　[２１回－午後－問題７１]　[２２回－午後－問題８１]
[２４回－午前－問題８１]

[２５回−午後−問題８２] 100mmHgをSI単位で表す場合、最も近いのはどれか。(医用機械工学)
1． 7.52 Pa
2． 13.3 Pa
3． 7.52 kPa
4． 13.3 kPa
5． 7.52 MPa

◆ キーワード

圧力の単位　Pa　mmHg

◆ 解説

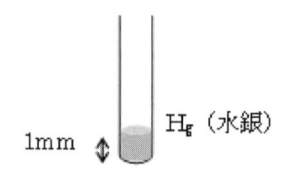

mmHgとは圧力の単位であり、水銀（元素記号：Hg）が1mmの高さあったときに底面にかかる圧力を1mmHgとしており、SI単位ではPa（パスカル）となる。

1mmHgは約133Paとなるため、100mmHgでは13300Pa＝13.3kPaとなる。

[正解　4]

＜文献＞
嶋津秀昭ほか　著：臨床工学講座　医用機械工学．医歯薬出版．2011．P69〜P76

◆ 過去5年間に出題された関連問題
［２０回−午後−問題７４］　［２１回−午後−問題７５］　［２２回−午後−問題８６］
［２３回−午後−問題８２］

[２５回-午後-問題８３] 波動について正しいのはどれか。（医用機械工学）
a. 二つの波動が重なると波動の散乱が起こる。
b. 縦波と横波の伝搬速度は同じである。
c. 波動の伝搬速度をv、振動数をf、波長をλとすると、$v=\lambda f$である。
d. 波動の干渉によって周期的な腹と節を有する定常波が生じる。
e. 弾性体の棒の中を伝わる縦波の伝搬速度はヤング率の平方根に反比例する。

1. a、b　　2. a、e　　3. b、c　　4. c、d　　5. d、e

◆ キーワード

干渉　散乱　伝搬速度　定常波

◆ 解説

固体中（弾性体中）の波動は横波と縦波があり、横波は媒質の振動方向と波の進行方向が垂直になっており、縦波は媒質の振動方向と波の進行方向が一致している。

体積弾性率K、せん断弾性率G、媒質の密度ρとすると

$$\text{縦波の速度 } v_{縦}=\sqrt{\frac{K+4G/3}{\rho}} \qquad \text{横波の速度 } v_{横}=\sqrt{\frac{G}{\rho}}$$

で表される。

液体、気体などせん断弾性率（せん断に対する変形しにくさ）が極めて小さい場合は、横波の速度は0となり伝播しない。またこの式をみて分かるとおり、必ず縦波の速度が速くなる。

また、縦弾性率（ヤング率）をEとすると細い棒状媒質を伝搬する縦波は$v_{縦}=\sqrt{\frac{E}{\rho}}$で表される。

波の伝播速度は波長、周期、振動数からも算出でき、

$$\text{速度}=\frac{\text{波長}\lambda\text{ (m)}}{\text{周期T (s)}}=\text{波長}\lambda\times\text{振動数}f$$

となる。

周期、波長、振幅が同じ２つの正弦波がお互いに逆向きに同じ速さで進むとき、両者が重なり合って定常波が生じる。定常波は波形の変化とともに媒質の各部分は振動するが、その波形は進まない波である。媒質の各点で全く振動しない点を節（ふし）、最も大きな振幅で振動している点を腹（はら）という。

a. 二つの波動が重なると波動の"干渉"が起こる。散乱は波動が粒子などに当たって反射（方向を変える）することをいう。
b. 縦波の方が伝搬速度が速い。
c. 波動の伝搬速度をv、振動数をf、波長をλとすると、$v=\lambda f$である。
d. ２つの正弦波がお互いに逆向きに同じ速さで進むとき、両者が重なり合って定常波が生じる。
e. 弾性体の棒の中を伝わる縦波の伝搬速度はヤング率の平方根に"比例"する。

[正解　4]

<文献>

嶋津秀昭ほか　著：臨床工学講座　医用機械工学．医歯薬出版．2011．P105～P119

◆ 過去５年間に出題された関連問題

[２２回-午前-問題８３]　　[２２回-午後-問題８４]

[２５回－午後－問題８４] 熱の移動について正しいのはどれか。（医用機械工学）
a. 熱は真空中を放射によって伝わる。
b. 空気は水よりも熱伝導率が大きい。
c. 液体中では対流による熱の移動はない。
d. 血流は体内で熱を移動させる。
e. 脂肪組織は筋組織よりも断熱効果が大きい。

1. a、b、c　　2. a、b、e　　3. a、d、e　　4. b、c、d　　5. c、d、e

◆ キーワード

熱伝導　対流　放射

◆ 解説

物理的な熱の移動には
　①熱伝導　・・・物質中を熱が移動する。（物質そのものは移動しない）
　②対流　　・・・物質（流体）が熱とともに移動する。
　③放射　　・・・電磁波として熱が移動する。（太陽光のように真空中でも熱が伝わる。）
がある。

　熱伝導における物質中の熱の移動しやすさは、熱伝導率[W/(m・K)]によって決まり、電気を流しやすく（電子熱伝導）、かつ結合が強い（格子熱伝導）ものほど高くなる。よって導電率が高い、金、銀、銅などは比較的熱伝導率が高く、結合が強いダイヤモンドなども熱伝導率が高くなる。電気を流しにくい、水、空気などは熱伝導率が低く、結合の強さから考えても水（液体）より空気（気体）の方がより低い。

a. 熱は熱伝導、対流では真空中（物質がない）は伝わらないが、放射では電磁波として伝わる。
b. 空気は水より熱伝導率が"小さい"。
c. 液体中（流体中）では熱伝導、対流などにより熱が伝わる。
d. 熱を持った血液（流体）が流れることで熱を移動させる。
e. 脂肪組織は筋組織よりも断熱効果が大きい（熱伝導率が小さい）。

[正解　3]

<文献>
嶋津秀昭ほか　著：臨床工学講座　医用機械工学. 医歯薬出版. 2011. P143～147

◆ 過去５年間に出題された関連問題
　[２０回－午後－問題８２]　[２３回－午後－問題８４]

[25回-午後-問題85] 筋の特性音響インピーダンスを $2 \times 10^6 \mathrm{kg \cdot m^{-2} \cdot s^{-1}}$、骨の特性音響インピーダンスを $8 \times 10^6 \mathrm{kg \cdot m^{-2} \cdot s^{-1}}$ としたとき、筋から骨へ伝わる超音波の反射係数はどれか。(生体物性材料工学)

1. 0.2
2. 0.6
3. 0.9
4. 2.0
5. 4.0

◆ キーワード

超音波　反射係数　音響インピーダンス

◆ 解説

　周波数がおおよそ20［kHz］以上の音波を超音波といい、指向性が高く医療用の画像診断装置に用いられている。音波、超音波は縦波で、波の伝搬速度（音速）は媒質によって変化し、空気中では約340［m/s］、生体軟部組織では水とほぼ等しい1,500［m/s］程度である。

　媒質中の音速 c［m/s］と媒質の密度 ρ［kg/m³］の積を特性（固有）音響インピーダンス Z といい、音が伝わるときの抵抗値を表現するパラメータである。音響インピーダンスは骨で特に大きく、空気を含む肺で特に小さい。音波や超音波は音響インピーダンスが異なる組織の境界面で反射される性質があり、2つの組織間（Z_1、Z_2）の反射係数 S は

$$S = \frac{Z_1 - Z_2}{Z_1 + Z_2}$$

と表される。つまり、組織間の音響インピーダンスの差が大きいほど超音波は強く反射され、逆に音響インピーダンスの差が小さいとあまり反射せずに透過する。

　問いの反射係数は、筋と骨の音響インピーダンスを上の式に代入して、

$$S = \frac{Z_1 - Z_2}{Z_1 + Z_2} = \frac{8 \times 10^6 - 2 \times 10^6}{8 \times 10^6 + 2 \times 10^6} = \frac{6 \times 10^6}{10 \times 10^6} = 0.6$$

［正解　2］

<文献>

中島章夫ほか　編：臨床工学講座　生体物性・医用材料工学. 医歯薬出版. 2010. P45〜46
日本生体医工学会ME技術教育委員会　監：MEの基礎知識と安全管理改訂第5版. 南江堂. 2008. P57

◆ 過去5年間に出題された関連問題

　該当なし

[２５回−午後−問題８６] 放射線感受性の最も高い組織はどれか。(生体物性材料工学)
1．神　経
2．脂　肪
3．筋
4．血　管
5．骨　髄

◆ キーワード

放射線　感受性　分裂

◆ 解説

　生体が放射線に被曝されると、その線量などに応じて障害が発生する。その影響の受けやすさを放射線感受性といい、影響を受けやすいことを感受性が高いという。放射線感受性は細胞や組織によって異なり、たとえば造血組織や生殖腺、小腸上皮は放射線感受性が高い、つまり放射線の影響を受けやすいと考えられている。一方、肝臓、筋肉、脳などのように細胞分裂をほとんど行わない組織は放射線感受性が低い、つまり放射線の影響を受けにくいといわれている。

　細胞レベルでの放射線感受性については、ベルゴニー・トリボンドーの法則（①～③）に一般化される。
　　①分裂頻度の高いものほど感受性が高い
　　②形態、機能が未分化なものほど感受性が高い
　　③将来行う分裂回数の多いものほど感受性が高い

　組織レベルでの放射線感受性については、複数種類の細胞で構成されることを考慮して考える必要がある。

1．神経組織は感受性が低い。神経細胞は高度に分化し、ほとんど分裂しない。
2．脂肪組織は感受性が低い。脂肪細胞は貯蔵型の細胞であり、ほとんど分裂しない。
3．筋組織は感受性が低い。筋肉細胞は高度に分化し、ほとんど分裂しない。
4．血管は中程度の感受性を示す。特に毛細血管内皮細胞は感受性が比較的高い。
5．骨髄は感受性が高い。骨髄に存在する造血幹細胞は分裂を繰り返す幹細胞である。

[正解　5]

<文献>

中島章夫ほか　編：臨床工学講座　生体物性・医用材料工学．医歯薬出版．2010．P77～83

◆ 過去5年間に出題された関連問題

　[２２回−午前−問題８８]　[２４回−午前−問題８６]

[25回-午後-問題87] 生体内の物質輸送で**誤っている**のはどれか。（生体物性材料工学）
1. 酸素は肺胞と血液間を拡散現象によって移動する。
2. 二酸化炭素は肺胞と血液間を拡散現象によって移動する。
3. 細胞内のNa$^+$は能動輸送によって細胞外に移動する。
4. 血漿タンパクは浸透圧によって毛細血管壁を移動する。
5. グルコースは腎糸球体で濾過される。

◆ キーワード

生体における輸送現象　拡散　濾過　浸透　浸透圧　能動輸送

◆ 解説

　生命活動においては、様々な物質がたえず細胞膜を通って細胞内外を移動しているが、その過程には拡散、濾過、浸透、能動輸送の4つの型がある。

　拡散は、分子やイオンなどの粒子が、溶媒中に均一に広がる現象である。濾過は、微小な穴をもつふるいに溶液を接して圧力をかけることにより、穴の大きさより小さな分子のみが通過し、ふるいわけられる現象である。浸透は、半透膜を通して分子やイオンなどの粒子が拡散する現象である。半透膜とは、溶媒や一部の溶質分子は通すが、他の粒子は通さない性質をもつ膜のことであり、細胞膜は半透膜に近い性質をもつ。浸透では、半透膜の性質により、単純な拡散とは異なる挙動を示す。能動輸送は、細胞膜両側の濃度勾配に逆らって物質が移動する現象であり、ATPなどのエネルギーを必要とする。

1. 肺におけるガス輸送において、酸素と二酸化炭素の移動は単純な拡散現象である。ただし、血液への溶解は化学的溶解であり、酸素は赤血球内のヘモグロビンと結合して溶解するため、ヘモグロビンの特性で周囲の酸素分圧や二酸化炭素濃度により酸素飽和度が左右される。肺胞壁は0.3μm程度と非常に薄く、また面積は50～100m^{2}と非常に広いため、効率よくガスが移動することができる。
2. 二酸化炭素も酸素と同様に、肺胞と血液の間を単純な拡散現象により移動する。二酸化炭素の多くは重炭酸イオンの形で血漿中に溶解し、残りはヘモグロビンと結合している。
3. 細胞膜上のNa$^+$/K$^+$ポンプ（Na$^+$/K$^+$ATPase）は、ATPのエネルギーを用いた能動輸送により、3分子のNa$^+$を細胞外にくみ出し、2分子のK$^+$を細胞内に取り込む。
4. 一部を除いて毛細血管壁の内皮細胞にはほとんど隙間がなく、タンパク質は透過できない。
5. 腎糸球体の毛細血管壁や基底膜がフィルタとなり、分子量7万以上のタンパク質を除く血漿成分がボウマン嚢へと濾過される。濾過されてできた原尿が尿細管を通過する間に、グルコースなど生体に有用な物質が周囲の毛細血管に再吸収される。

[正解　4]

＜文献＞

山本敏行ほか　著：新しい解剖生理学　改訂第9版．南江堂．1997．P16～19
中島章夫ほか　編：臨床工学講座　生体物性・医用材料工学．医歯薬出版．2010．P119～138

◆ 過去5年間に出題された関連問題

該当なし

[25回-午後-問題88] 医療機器の安全性試験で正しいのはどれか。(生体物性材料工学)

a. 性能試験
b. 物性試験
c. 無菌試験
d. 生物学的試験
e. 機能試験

1. a、b、c 2. a、b、e 3. a、d、e 4. b、c、d 5. c、d、e

◆ キーワード

医療機器　安全性試験

◆ 解説

　医療機器(医用材料を含む)の規格、基準および安全性に関する取り決めは薬事法で定める品質基準と、工業標準化法に基づく日本工業規格(JIS)に定められた医療機器の規制に則っている。またこの規定は、国際標準化機構(ISO)の国際基準とも整合する形で定められている。

　医療機器の安全性試験には、機械的安全性試験(物性試験)、溶出物試験(化学的試験)、生物学的安全性試験、無菌試験がある。機械的安全性試験は、医療機器の力学的特性(機械的強度)が適切であるかを確認するものである。溶出物試験は、医療機器が生体と接触した際に溶け出す物質を化学的に分析する試験である。生物学的安全性試験は、医療機器の接触による生体への生理学的影響を評価するため、接触する部位と接触期間によって医療機器を分類し、定められた試験が行われる。無菌試験は、滅菌済み材料の滅菌効果(生菌数)を評価するものである。

a. 医療機器の性能は、安全性とは切り離して考えられる。
b. 物性試験＝機械的安全性試験
d. 生物学的試験＝生物学的安全性試験
e. 医療機器にとって、目的の機能・効果を発揮できることは必要条件ではあるが、安全性とは切り離して考えるものである。

[正解　4]

<文献>

古薗　勉ほか　著：新版ヴィジュアルでわかるバイオマテリアル．秀潤社．2011．P128〜135
日本生体医工学会ME技術教育委員会　監：MEの基礎知識と安全管理改訂第5版．南江堂．2008．P59〜62

◆ 過去5年間に出題された関連問題

[20回-午後-問題87]　[21回-午後-問題87]　[22回-午後-問題88]
[23回-午前-問題88]　[23回-午後-問題89]

[25回−午後−問題89] 医用材料に対する生体側の急性局所反応はどれか。（生体物性材料工学）
1．吸　着
2．肉　芽
3．発　癌
4．炎　症
5．溶　出

◆ キーワード

生体反応　急性反応　局所反応

◆ 解説

医用材料は、生体にとって異物である。生体は材料と接触することにより、種々の自己防御反応（生体反応）を引き起こす。生体反応を発生時期と場所で分類すると、以下のようになる。

	局所反応	全身反応
急性	溶血　炎症　壊死　貪食 補体活性化　血液凝固　血栓	発熱　アナフィラキシーショック
慢性	カプセル化（被包化）　肉芽形成 擬内膜形成　石灰化 腫瘍化　組織肥厚化	遅延アレルギー　催奇形性 免疫異常　臓器障害

1．タンパク質などの吸着は医用材料の表面で起こる現象である。
2．肉芽形成は生体側に起こる慢性局所反応である。
3．発癌（腫瘍化）は生体側に起こる慢性局所反応である。
4．炎症は生体側に起こる急性局所反応である。
5．医用材料が生体と接触した際に、材料側からなんらかの物質が溶け出すことを溶出という。

[正解　4]

<文献>

古薗　勉ほか　著：新版ヴィジュアルでわかるバイオマテリアル．学研メディカル秀潤社．2011. P33, P37
日本生体医工学会ME技術教育委員会　監：MEの基礎知識と安全管理改訂第5版．南江堂．2008. P62

◆ 過去5年間に出題された関連問題
　　[21回−午後−問題88]　[23回−午前−問題89]

【25回-午後-問題90】 アクリル系材料の医療における用途で正しいのはどれか。（生体物性材料工学）
a. コンタクトレンズ
b. 透析膜
c. 歯科充填剤
d. 膜型人工肺
e. バルーンカテーテル

1. a、b、c　2. a、b、e　3. a、d、e　4. b、c、d　5. c、d、e

◆ キーワード

アクリル樹脂　PMMA

◆ 解説

　アクリル系材料とは、アクリル酸やメタクリル酸の誘導体を重合した樹脂で、特にポリメタクリル酸メチル（PMMA）が一般的である。PMMAは透明度が高く熱可塑性で加工性に優れるため、光学系の素材としてよく用いられているが、生体適合性に優れるため医療用でも人工腎臓の中空糸膜、吸着剤、眼内レンズなどに利用されている。

a. ソフトコンタクトレンズには、ポリヒドロキシエチルメタクリレート（Poly-HEMA）やブチルアクリレート、ブチルメタクリレートなどのアクリル系材料が使われている。また、PMMAはハードコンタクトレンズの素材として以前にはよく用いられていた。
b. 透析膜（中空糸膜）の素材の1つとして、PMMAが用いられている。PMMA膜は疎水性膜で、特にβ_2ミクログロブリン吸着除去に優れると言われている。
c. アクリル系レジンは化学重合型充填剤として歯科充填用途に利用されている。
d. 膜型人工肺には、ポリプロピレン製多孔質膜が幅広く用いられているほか、ポリエチレンやポリメチルペンテンなども用いられている。
e. カテーテルの素材には軟質ポリ塩化ビニルやシリコーン、ポリウレタンなど様々な素材が用いられているが、柔軟性や血液適合性が求められるためアクリル系材料は用いられない。

[正解　1]

<文献>

中島章夫ほか　編：臨床工学講座　生体物性・医用材料工学. 医歯薬出版. 2010. P160～161

◆ 過去5年間に出題された関連問題
　　[20回-午後-問題89]　[21回-午後-問題89]　[21回-午後-問題90]
　　[23回-午前-問題90]　[24回-午後-問題89]

第25回臨床工学技士国家試験

問　題

第25回臨床工学技士国家試験問題　午前

【25回―午前―問題1】 医療事故防止で正しいのはどれか。（医学概論）
a. 指差呼称による確認を実践する。
b. 医療事故防止対策は外部組織に委託する。
c. ヒヤリ・ハット事例をおこした者を罰する。
d. 医療機器の保守点検や安全管理を確実に実践する。
e. フェイルセーフ、フールプルーフの概念による機器設計を行う。

1. a、b、c　　2. a、b、e　　3. a、d、e　　4. b、c、d　　5. c、d、e

【25回―午前―問題2】 人口動態調査の項目で誤っているのはどれか。（医学概論）
1. 出　生
2. 死　亡
3. 移　民
4. 婚　姻
5. 離　婚

【25回―午前―問題3】 感染症法に定められている1類感染症でないのはどれか。（医学概論）
1. エボラ出血熱
2. マールブルグ病
3. 痘そう
4. 鳥インフルエンザ（H5N1）
5. ペスト

【25回―午前―問題4】 単糖類はどれか。（医学概論）
a. ガラクトース
b. グルコース
c. スクロース
d. セルロース
e. ラクトース

1. a、b　　2. a、e　　3. b、c　　4. c、d　　5. d、e

【25回―午前―問題5】 急性炎症において局所の血管透過性の亢進を来さないのはどれか。（医学概論）
1. インスリン
2. キニン
3. ヒスタミン
4. ロイコトリエン
5. プラスミン

[25回―午前―問題6] 図はスパイロメータによる呼吸曲線を示す。肺活量はどれか。（医学概論）
1． A
2． B
3． C
4． D
5． E

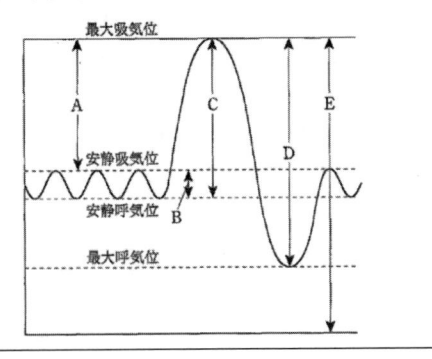

[25回―午前―問題7] 腎臓について正しいのはどれか。（医学概論）
1． 糸球体は髄質にある。
2． 近位尿細管は尿中にブドウ糖を分泌する。
3． ヘンレループは皮質の中で迂曲する。
4． 集合管の水透過性はバソプレッシンによる調節を受ける。
5． ボーマン嚢はリンパ液を含む。

[25回―午前―問題8] 膵液に含まれないのはどれか。（医学概論）
a． トリプシン
b． アミラーゼ
c． マルターゼ
d． ペプシン
e． リパーゼ

1．a、b　2．a、e　3．b、c　4．c、d　5．d、e

[25回―午前―問題9] 中枢神経の構造と機能について誤っているのはどれか。（医学概論）
1． 脳脊髄液は脳室の脈絡叢で産生される。
2． 大脳灰白質は白質の外側に存在する。
3． 脳幹は呼吸の調節に関係する。
4． 中心後回は後頭葉に存在する。
5． 失語は優位半球の障害によって起こる。

[25回―午前―問題10] ポビドンヨードについて誤っているのはどれか。（臨床医学総論）
a． 皮膚縫合前の創内洗浄は創治癒を高める。
b． 粘膜の消毒に禁忌である。
c． 関節注射時の皮膚消毒に有効である。
d． ヨードアレルギーを起こす可能性がある。
e． 金属腐食性が高い。

1．a、b　2．a、e　3．b、c　4．c、d　5．d、e

[25回-午前-問題11] マイコプラズマ肺炎について正しいのはどれか。（臨床医学総論）
a. 飛沫によって感染する。
b. マクロライド系抗菌薬が第一選択である。
c. 肝機能障害を合併することがある。
d. 市中肺炎の起炎菌として最も頻度が高い。
e. 日和見感染症として発症する。

1. a、b、c　　2. a、b、e　　3. a、d、e　　4. b、c、d　　5. c、d、e

[25回-午前-問題12] 喫煙が発症に関連する呼吸器疾患はどれか。（臨床医学総論）
a. じん肺
b. 原発性肺癌
c. 慢性閉塞性肺疾患（COPD）
d. サルコイドーシス
e. 肺動脈性肺高血圧症

1. a、b　　2. a、e　　3. b、c　　4. c、d　　5. d、e

[25回-午前-問題13] 心房細動で正しいのはどれか。（臨床医学総論）
a. P波がみられる。
b. RR間隔は不規則になる。
c. 脳塞栓の原因となる。
d. 電気的除細動の適応にはならない。
e. 房室結節内リエントリーが原因となる。

1. a、b　　2. a、e　　3. b、c　　4. c、d　　5. d、e

[25回-午前-問題14] ペースメーカ植込みの適応となるのはどれか。（臨床医学総論）
a. 完全房室ブロック
b. 洞機能不全
c. 徐脈性心房細動
d. 心室細動
e. WPW症候群

1. a、b、c　　2. a、b、e　　3. a、d、e　　4. b、c、d　　5. c、d、e

[25回-午前-問題15] 尿崩症について正しいのはどれか。（臨床医学総論）
a. 口渇を呈する。
b. 多尿を呈する。
c. 低Na血症を認める。
d. 高尿酸血症を認める。
e. 治療は水分制限を行う。

1. a、b　　2. a、e　　3. b、c　　4. c、d　　5. d、e

[25回-午前-問題16] MRSAで正しいのはどれか。（臨床医学総論）
 a. グラム陰性球菌である。
 b. 医療従事者は感染源となる。
 c. 手洗いの励行は感染予防となる。
 d. 肺炎の原因菌となる。
 e. 健常者には常在しない。

 1. a、b、c　　2. a、b、e　　3. a、d、e　　4. b、c、d　　5. c、d、e

[25回-午前-問題17] 現在、透析導入患者の原疾患で最も多いのはどれか。（臨床医学総論）
 1. 腎硬化症
 2. ループス腎炎
 3. 糖尿病性腎症
 4. 多発性囊胞腎
 5. 慢性糸球体腎炎

[25回-午前-問題18] 尿毒症患者でみられるのはどれか。（臨床医学総論）
 a. 等張尿
 b. 心電図のT波増高
 c. 血清クレアチニン上昇
 d. 血清カリウム低下
 e. 代謝性アルカローシス

 1. a、b、c　　2. a、b、e　　3. a、d、e　　4. b、c、d　　5. c、d、e

[25回-午前-問題19] 白血球除去療法の適応がある疾患はどれか。（臨床医学総論）
 1. 逆流性食道炎
 2. 胃潰瘍
 3. 胃癌
 4. 大腸ポリープ
 5. 潰瘍性大腸炎

[25回-午前-問題20] 血液疾患とその特徴の組合せで正しいのはどれか。（臨床医学総論）
 a. 成人T細胞白血病 ──────── 母子感染
 b. 多発性骨髄腫 ──────── 病的骨折
 c. 真性多血症 ──────── 血液粘稠度増加
 d. 慢性骨髄性白血病 ──────── ビタミンB_{12}欠乏
 e. 特発性血小板減少性紫斑病 ──── 無脾症

 1. a、b、c　　2. a、b、e　　3. a、d、e　　4. b、c、d　　5. c、d、e

[25回-午前-問題21] カプノメータで測定するのはどれか。（臨床医学総論）
1. 動脈血酸素分圧
2. 動脈血酸素含量
3. 動脈血二酸化炭素分圧
4. 経皮的二酸化炭素分圧
5. 呼吸ガス二酸化炭素分圧

[25回-午前-問題22] Japan Coma Scale（JCS）痛み刺激に全く反応しないのはどれか。（臨床医学総論）
1. 1
2. 10
3. 30
4. 100
5. 300

[25回-午前-問題23] 誤っているのはどれか。（臨床医学総論）
1. 使用済み注射針はリキャップをして廃棄する。
2. 表皮ブドウ球菌は皮膚常在菌である。
3. 結核は空気感染する。
4. B型肝炎の抗体のない医療従事者はワクチン接種が望ましい。
5. ノロウイルスは食中毒の原因となる。

[25回-午前-問題24] ホルター心電図検査で診断が困難なのはどれか。（臨床医学総論）
1. 睡眠時無呼吸
2. 心筋虚血
3. 心室性期外収縮
4. 洞機能不全
5. 頻脈

[25回-午前-問題25] 輸血に関して正しい組合せはどれか。（臨床医学総論）
a. 移植片対宿主病（GVHD）予防 ——— 放射線照射
b. 赤血球濃厚液 ——————————— 有効期間60日間
c. 感染症スクリーニング検査 ————— インフルエンザウイルス
d. 抗A抗体 ———————————— 輸血による感作
e. アルブミン ———————————— 血漿分画製剤

1. a、b　2. a、e　3. b、c　4. c、d　5. d、e

[25回—午前—問題26] ものさしで長方形の二辺 a および b を測定した。ものさしの最大誤差は1%である。長方形の面積 c を、$c = a \times b$ によって求めた場合、c の最大誤差は何%か。（生体計測装置学）
1. 0.01
2. 0.02
3. 1
4. $\sqrt{2}$
5. 2

[25回—午前—問題27] 雑音対策について**誤っている**のはどれか。（生体計測装置学）
1. 商用交流雑音の除去にはCMRRの高い差動増幅器を使用する。
2. 高周波雑音を除去するためにハムフィルタが使われる。
3. 加算平均は不規則雑音を低減するのに使われる。
4. 信号の入力導線にはシールドが施されたものを用いる。
5. ディジタルフィルタは離散値の演算によって雑音を除去する。

[25回—午前—問題28] 心電図の誘導法の特徴で**誤っている**のはどれか。（生体計測装置学）
1. II誘導は右手と左足の電位差を表す。
2. 右手の筋電雑音はIII誘導に影響が出る。
3. aV_F誘導はV_F誘導の1.5倍の電位変化を表す。
4. QRS平均電気軸は標準肢誘導で計算できる。
5. 単極胸部誘導はウィルソンの中心電極を利用する。

[25回—午前—問題29] 正しいのはどれか。（生体計測装置学）
a. 連続波超音波ドプラ血流計では逆流の情報が得られる。
b. レーザドプラ血流計は赤血球の光の吸収量から血流量を算出する。
c. 色素希釈法は心拍出量の繰り返し測定に適している。
d. 熱希釈法は熱希釈曲線の時間積分値から心拍出量を算出する。
e. Mモード超音波画像を用いて左室の駆出率が算出できる。

1. a、b、c 2. a、b、e 3. a、d、e 4. b、c、d 5. c、d、e

[25回—午前—問題30] パルスオキシメータで正しいのはどれか。（生体計測装置学）
a. 2種類の波長の光に対する吸光度を測定する。
b. 脈波の脈動成分を利用している。
c. 換気量のモニタとして用いられる。
d. センサ装着部位の指の厚みの校正を必要とする。
e. 異常ヘモグロビンは測定値に影響する。

1. a、b、c 2. a、b、e 3. a、d、e 4. b、c、d 5. c、d、e

[25回-午前-問題31] 体温測定で誤っているのはどれか。（生体計測装置学）
1. 予測式電子体温計は水銀体温計に比べて短時間で測定できる。
2. 鼓膜温の測定には赤外線放射温度計が用いられる。
3. 電子体温計は温度上昇でサーミスタの抵抗が増大することを利用している。
4. 深部体温計は熱流補償法を用いて生体組織温を測定する。
5. サーモグラフィは体表面から放出される赤外線を利用している。

[25回-午前-問題32] エックス線による画像計測で誤っているのはどれか。（生体計測装置学）
1. 生体を透過したエックス線を計測して画像化が行われる。
2. 造影剤を使って血管を画像化できる。
3. 骨のエックス線吸収係数は水の約0.5倍である。
4. 空気のエックス線吸収係数はほぼゼロである。
5. 患者の体動はアーチファクトの原因となる。

[25回-午前-問題33] 誤っている組合せはどれか。（医用治療機器学）
1. ガンマナイフ ────────── 放射線
2. 光線力学的治療 ────────── 蒸散
3. 新生児黄疸用光線治療器 ── 光化学反応
4. ジェットネブライザ ──────── ベンチュリー効果
5. 低圧持続吸引器 ────────── 機械ポンプ

[25回-午前-問題34] 電気メスで誤っているのはどれか。（医用治療機器学）
1. 数100kHz～数MHzの高周波電流が用いられる。
2. 負荷抵抗は200～1,000Ωである。
3. 凝固にはバースト波が用いられる。
4. 出力200Wのとき対極板接触面積150cm²は安全域である。
5. 出力回路にはコイルが挿入されている。

[25回-午前-問題35] 体外衝撃波結石破砕装置について誤っているのはどれか。（医用治療機器学）
a. 尿管結石の照準は超音波照準方式が適している。
b. 心電図同期装置が必要である。
c. 衝撃波は液体中で発生させる。
d. 腹部大動脈瘤患者には使用禁忌である。
e. 腸骨稜上縁より下部の尿管結石症に適用する。

1. a、b 2. a、e 3. b、c 4. c、d 5. d、e

[25回-午前-問題36] レーザ治療装置で誤っているのはどれか。（医用治療機器学）
1. CO_2 レーザでは CO_2 を含む混合ガスに放電を加えて励起する。
2. Nd:YAG レーザは YAG 結晶中の Nd イオンが発光して発振する。
3. 半導体レーザの導光に開口数の小さな光ファイバを用いる。
4. 不可視レーザのガイドに He-Ne レーザを用いる。
5. ArF エキシマレーザのレーザ媒質には腐食性ガスが含まれる。

[25回-午前-問題37] 超音波吸引手術器の構成要素でないのはどれか。（医用治療機器学）
1. 超音波振動子制御装置
2. 洗浄液注入部
3. 吸引ポンプ
4. ハンドピース
5. 切除用スネア

[25回-午前-問題38] 臨床工学技士の業務に含まれないのはどれか。（医用機器安全管理学）
1. 人工呼吸器の1回換気量の設定
2. 気管切開チューブの挿入
3. 導出電極の皮膚への接続
4. 血液浄化装置の先端部の内シャントへの穿刺
5. 体外式ペースメーカ業務における心内電位の計測

[25回-午前-問題39] 医用機器からの漏れ電流について正しいのはどれか。（医用機器安全管理学）
a. 患者漏れ電流Ⅰの単一故障状態の許容値は正常状態の2倍である。
b. 患者漏れ電流ⅡはBF形とCF形とにおいて規定されている。
c. 患者測定電流の直流の許容値はBF形とCF形とで同じである。
d. 接地漏れ電流に関する単一故障状態は電源導線の1本の断線である。
e. 接地漏れ電流の単一故障状態の許容値は正常状態の5倍である。

1. a、b　2. a、e　3. b、c　4. c、d　5. d、e

[25回-午前-問題40] 非常電源について正しいのはどれか。（医用機器安全管理学）
a. 一般非常電源の立ち上がり時間は40秒以内である。
b. 特別非常電源の連続運転時間は10時間以上である。
c. 交流無停電電源のコンセント外郭の色は緑色でもよい。
d. 瞬時特別非常電源の立ち上がり時間は0.1秒以内でなくてはならない。
e. 内視鏡室には非常電源を設けなくてもよい。

1. a、b、c　2. a、b、e　3. a、d、e　4. b、c、d　5. c、d、e

[25回-午前-問題41] 医療機器の保守点検に**含まれない**のはどれか。(医用機器安全管理学)
1. 清 掃
2. 校 正
3. 滅 菌
4. 消耗品の交換
5. オーバーホール

[25回-午前-問題42] 高圧ガスボンベ内で液体であるのはどれか。(医用機器安全管理学)
a. 酸 素
b. 空 気
c. 窒 素
d. 亜酸化窒素
e. 二酸化炭素

1. a、b   2. a、e   3. b、c   4. c、d   5. d、e

[25回-午前-問題43] ある機器の点検作業を2人の点検者で分担して行った。
2人の点検作業項目が異なり、かつ互いに独立している場合、点検作業全体の信頼度はどれか。
ただし、2人の作業に対する信頼度はともに0.9とする。(医用機器安全管理学)
1. 0.45
2. 0.72
3. 0.81
4. 0.90
5. 0.99

[25回-午前-問題44] 心電図記録中にハム雑音が重畳した場合の対応で**誤っている**のはどれか。
(医用機器安全管理学)
1. 電源コードを誘導コードから離す。
2. 患者を蛍光灯の真下から離す。
3. 室温を調整する。
4. 患者リードを束ねる。
5. 金属ベッドを接地する。

[25回-午前-問題45] 真空中に正電荷で帯電した半径rの球形導体がある。
電界強度が最も大きい部分はどれか。(医用電気電子工学)
1. 導体の中心点
2. 導体の中心から$0.5r$離れた位置
3. 導体表面近傍で導体内の位置
4. 導体表面近傍で導体外の位置
5. 導体中心から$2r$離れた位置

[25回―午前―問題46] 真空中で10μCと20μCの点電荷が0.5m離れている。この電荷間に働く力[N]はどれか。

ただし、$\frac{1}{4\pi\varepsilon_0} = 9\times 10^9 Nm^2C^{-2}$ とする。（医用電気電子工学）

1. 0.45
2. 0.90
3. 3.6
4. 7.2
5. 36

[25回―午前―問題47] 1.5Vで充電した5μFのキャパシタに蓄えられたエネルギーでモーターを回したら5回転して止まった。同じキャパシタを6Vで充電して同じモーターを回したら何回転するか。

ただし、1回転するために必要なエネルギーは常に同じとする。（医用電気電子工学）

1. 5
2. 10
3. 20
4. 40
5. 80

[25回―午前―問題48] 起電力1.5V、内部抵抗1.0Ωの電池を5個並列に接続した電源に1.0Ωの負荷抵抗をつないだとき、負荷抵抗に流れる電流値[A]はどれか。（医用電気電子工学）

1. 0.50
2. 0.75
3. 1.00
4. 1.25
5. 1.50

[25回―午前―問題49] 図の回路の合成キャパシタンス[μF]に最も近いのはどれか。（医用電気電子工学）

1. 0.42
2. 0.52
3. 2.4
4. 4.5
5. 10

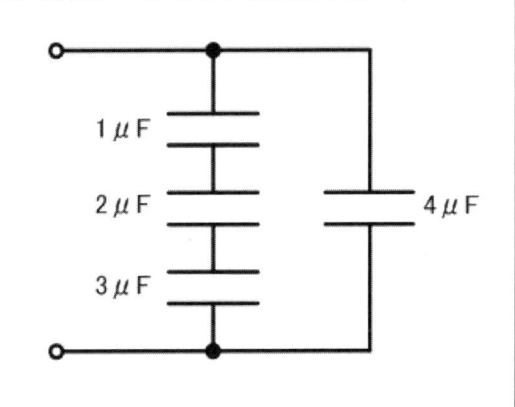

[25回-午前-問題50] 正しいのはどれか。（医用電気電子工学）
1. 半導体の抵抗は温度とともに高くなる。
2. p形半導体の多数キャリアは電子である。
3. シリコンにリンを加えるとp形半導体になる。
4. トランジスタは能動素子である。
5. 理想ダイオードの逆方向抵抗はゼロである。

[25回-午前-問題51] 図の構造を持つ電子デバイスはどれか。（医用電気電子工学）
1. バイポーラトランジスタ
2. MOS-FET
3. 接合形FET
4. サイリスタ
5. フォトダイオード

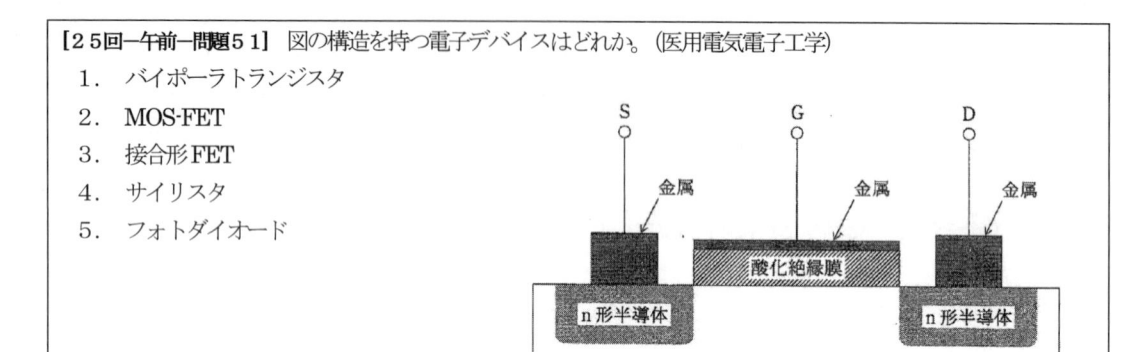

[25回-午前-問題52] 図Aの回路における端子電圧 V と電流 I の関係を図Bに示す。
この電池に2.5Ωの負荷抵抗を接続したとき、電流 I [A]はどれか。
ただし、図Aの点線内は電池の等価回路である。（医用電気電子工学）
1. 0.3
2. 0.4
3. 0.5
4. 0.6
5. 0.7

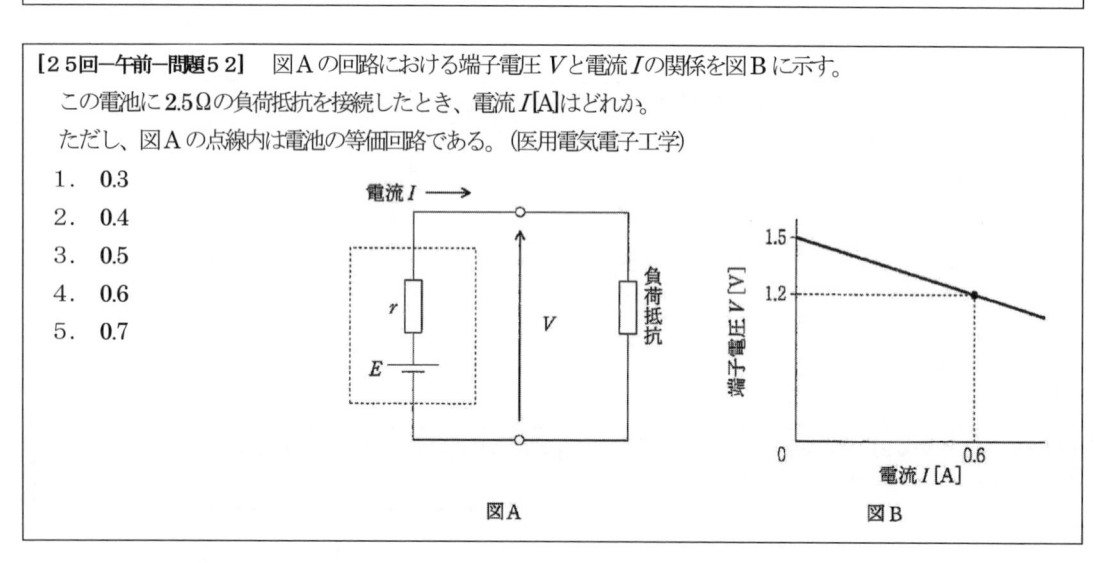

[25回-午前-問題53] 図の回路で V_a が20mVのとき、V_i[mV]とV_o[mV]の正しい組合せはどれか。
ただし、Aは理想演算増幅器とする。（医用電気電子工学）
1. $V_i=-2$、$V_o=-400$
2. $V_i=-1$、$V_o=-200$
3. $V_i=-1$、$V_o= 200$
4. $V_i= 2$、$V_o= 200$
5. $V_i= 2$、$V_o= 400$

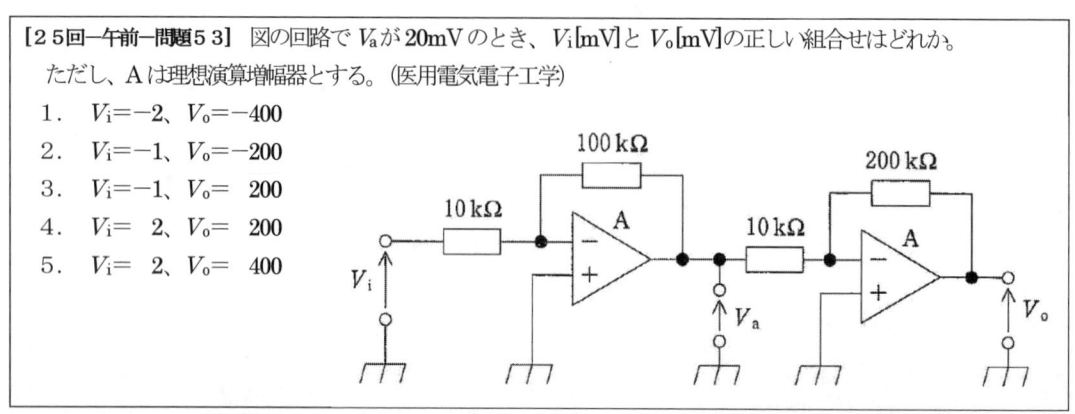

【25回―午前―問題54】 図の回路はどれか。
ただし、Aは理想演算増幅器とする。（医用電気電子工学）
1. 積分回路
2. 微分回路
3. 反転増幅回路
4. 非反転増幅回路
5. 差動増幅回路

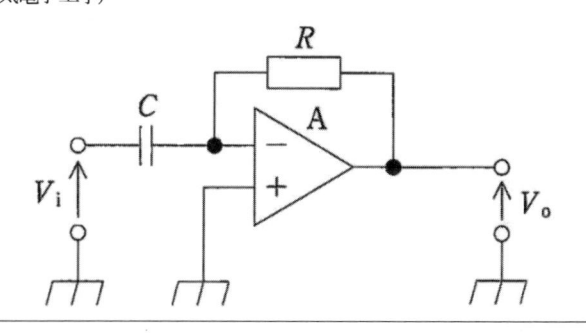

【25回―午前―問題55】 振幅変調（AM）において変調波が1～2kHzの周波数帯域を持つ信号で搬送波の周波数が1,000kHzであるとき、被変調波の側波について正しいのはどれか。（医用電気電子工学）
a. 上側波帯の最高周波数は1,002kHzである。
b. 上側波帯の最低周波数は1,000kHzである。
c. 下側波帯の最高周波数は998kHzである。
d. 下側波帯の帯域幅は2kHzである。
e. 上・下側波帯の周波数スペクトルは対称である。

1. a、b 2. a、e 3. b、c 4. c、d 5. d、e

【25回―午前―問題56】 読み取りのみに用いるのはどれか。（医用電気電子工学）
1. CD-ROM
2. USBメモリ
3. DVD-RW
4. 光磁気ディスク
5. ソリッドステートドライブ（SSD）

【25回―午前―問題57】 オペレーティングシステムでないのはどれか。（医用電気電子工学）
1. Linux
2. Excel
3. UNIX
4. Android
5. Windows7

[25回—午前—問題58] RGB各色を8bitで量子化した縦1,000画素、横1,000画素の画像のデータ量[byte]はどれか。
ただし、画像の圧縮やヘッダ情報の付加はないものとする。（医用電気電子工学）
1. 1,000,000
2. 3,000,000
3. 8,000,000
4. 10,000,000
5. 24,000,000

[25回—午前—問題59] 図の回路に等価なのはどれか。（医用電気電子工学）
1. OR
2. AND
3. NOR
4. NOT
5. NAND

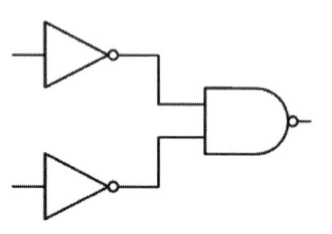

[25回—午前—問題60] 論理式において $AB + A\overline{B} = 1$ となる条件はどれか。（医用電気電子工学）
1. $A=1$
2. $B=1$
3. A、B によらない
4. $A=0$、$B=1$
5. $A=0$、$B=0$

[25回—午前—問題61] 255g以下の質量を1g刻みで量子化するときに必要なビット数はどれか。（医用電気電子工学）
1. 4
2. 5
3. 6
4. 7
5. 8

[25回—午前—問題62] $e^{j\pi}$ に等しいのはどれか。（医用電気電子工学）
1. -1
2. 0
3. 1
4. $-j$
5. j

[25回-午前-問題63] 酸素濃縮装置で正しいのはどれか。(生体機能代行装置学)
1. 使用前の届出が必要である。
2. 在宅酸素療法で使用できる。
3. 電源がなくても使用できる。
4. 連続使用できない。
5. 20L/分を超える酸素投与が可能である。

[25回-午前-問題64] 気管内吸引の合併症でないのはどれか。(生体機能代行装置学)
1. 無呼吸
2. 無気肺
3. 低酸素血症
4. 気管支収縮
5. 頭蓋内圧低下

[25回-午前-問題65] 量規定換気でフロー30L/分、換気回数15回/分、吸気呼気比1：3のとき、1回換気量[mL]はどれか。(生体機能代行装置学)
1. 500
2. 600
3. 700
4. 800
5. 900

[25回-午前-問題66] 人工呼吸器関連肺炎で正しいのはどれか。(生体機能代行装置学)
1. カフ付気管チューブでは予防できない。
2. 予防には呼吸回路を毎日交換する。
3. 吸気ガスからの感染が最も多い。
4. 閉鎖式吸引は予防に有効である。
5. 人工呼吸開始24時間以内に発症する。

[25回-午前-問題67] 大気圧下酸素治療と比較したときの3絶対気圧高気圧酸素治療の動脈血酸素について正しいのはどれか。
ただし、健常肺でヘモグロビン濃度は正常とする。(生体機能代行装置学)
1. 動脈血酸素分圧は変わらない。
2. 溶解型酸素量は変わらない。
3. 結合型酸素量は3倍に増加する。
4. 動脈血酸素含量は3倍に増加する。
5. 溶解型酸素量は結合型酸素量を上回ることはない。

【25回―午前―問題68】 膜型人工肺で誤っているのはどれか。(生体機能代行装置学)
1．疎水性を持つ膜素材が使用される。
2．均質膜ではガスと血液とは非接触である。
3．シリコン膜は酸素よりも二酸化炭素の透過性が高い。
4．多孔質膜はシリコン膜よりも強度面で優れている。
5．複合膜は長時間使用すると血漿成分の漏出がある。

【25回―午前―問題69】 人工心肺による体外循環で誤っているのはどれか。(生体機能代行装置学)
1．血糖値が低下する。
2．血小板数が減少する。
3．体温の低下によって至適灌流量は低下する。
4．体温の低下によって混合静脈血酸素飽和度は増加する。
5．アルファスタット法による管理では脳血流は減少する。

【25回―午前―問題70】 人工心肺用ローラポンプチューブの圧閉鎖調整で誤っているのはどれか。(生体機能代行装置学)
1．落差1mで調整する。
2．滴下速度は30～50滴/分とする。
3．過度の圧閉は溶血を増大させる。
4．不十分な圧閉は溶血を増大させる。
5．不十分な圧閉は逆流を発生させる。

【25回―午前―問題71】 人工心肺の操作で誤っているのはどれか。(生体機能代行装置学)
1．Pa_{O_2}は吹送ガス濃度の増減で調整する。
2．至適灌流量で体外循環を開始する。
3．大動脈遮断時には一時的に送血流量を下げる。
4．心腔内圧の減圧はベント吸引によって行う。
5．離脱開始時には最初に脱血量を減少させる。

【25回―午前―問題72】 心筋保護について正しいのはどれか。(生体機能代行装置学)
a．阻血時間の延長を目的としている。
b．血液を併用した心筋保護液がある。
c．化学的心停止は高カルシウムが基本である。
d．心筋保護液は大動脈遮断前に注入される。
e．逆行性注入は冠静脈洞から行われる。

1．a、b、c　2．a、b、e　3．a、d、e　4．b、c、d　5．c、d、e

[25回-午前-問題73] 人工心肺中の空気塞栓の原因で**誤っている**のはどれか。（生体機能代行装置学）
1. 脱血回路からの大量の空気混入
2. 貯血槽内の血液レベルの低下
3. 膜型肺における血漿漏出
4. 送血ポンプ流入側回路の破損
5. 左室ベントの過剰な吸引

[25回-午前-問題74] 血液浄化の原理で**誤っている**のはどれか。（生体機能代行装置学）
1. 吸 着
2. 浸 透
3. 拡 散
4. 濾 過
5. 分 解

[25回-午前-問題75] ダイアライザで正しいのはどれか。（生体機能代行装置学）
1. 限外濾過率は透水性を表す指標である。
2. クリアランスは血流量の影響を受けない。
3. ふるい係数が大きい溶質は膜透過しにくい。
4. 透析液は中空糸束の中心部ほど流れやすい。
5. 膜面積が大きいと不均衡症候群は起きにくい。

[25回-午前-問題76] ポリスルホン膜で正しいのはどれか。（生体機能代行装置学）
a. 対称構造を持つ。
b. 陰性荷電膜である。
c. 我が国で最も使われている透析膜である。
d. セルロース膜より透水性が高い。
e. アンギオテンシン変換酵素阻害薬は併用禁忌である。

1. a、b 2. a、e 3. b、c 4. c、d 5. d、e

[25回-午前-問題77] 抗凝固薬で正しいのはどれか。（生体機能代行装置学）
1. ヘパリンは抗トロンビン作用である。
2. ヘパリンは陰性荷電膜に吸着される。
3. 低分子量ヘパリンは分子量1,500程度の製剤である。
4. メシル酸ナファモスタットの半減期は30分である。
5. アルガトロバンは出血性病変を持つ患者に用いられる。

[25回-午前-問題78] バスキュラーアクセスで正しいのはどれか。(生体機能代行装置学)
1. 動脈表在化法の合併症にスチール症候群がある。
2. 作成の第一選択は自己血管を用いた内シャントである。
3. 静脈カテーテルの穿刺部位として外頚静脈が選択される。
4. 合併症で最も頻度が高いのは感染である。
5. 最も多く用いられている人工血管はポリウレタン製である。

[25回-午前-問題79] 透析液について**誤っている**のはどれか。(生体機能代行装置学)
1. カプラは定期的に消毒する。
2. 透析液ナトリウム濃度を上昇させると血圧が安定する。
3. 透析液に用いる原水は水道法による水質基準を満たす必要がある。
4. エンドトキシン捕捉フィルタは細菌も捕捉する。
5. 水処理装置は上流から逆浸透、活性炭吸着、硬水軟化装置の順である。

[25回-午前-問題80] 摩擦のない水平な直線レール上を速さ2.0m/sで進んできた質量5.0kgの質点が、動摩擦係数0.10の摩擦領域に入った。
制動距離[m]はどれか。
ただし、空気抵抗は無視し、重力加速度は9.8m/s²とする。(医用機械工学)
1. 1.0
2. 1.5
3. 2.0
4. 5.0
5. 10

[25回-午前-問題81] 長さ1mの鋼材に10kNの引張り荷重を加えたとき1mm伸びた。
この鋼材の断面積[mm²]はどれか。
ただし、鋼材のヤング率は200GPaとする。(医用機械工学)
1. 2
2. 5
3. 20
4. 50
5. 200

[25回-午前-問題82] 臨界レイノルズ数に最も近いのはどれか。(医用機械工学)
1. 25
2. 100
3. 500
4. 2,500
5. 10,000

[25回-午前-問題83] 音の三要素はどれか。(医用機械工学)
a. 高さ
b. 強さ
c. 速さ
d. 方向
e. 音色

1. a、b、c　2. a、b、e　3. a、d、e　4. b、c、d　5. c、d、e

[25回-午前-問題84] 理想気体の入ったシリンダーが1気圧の大気中にあり、気体の温度が127℃のとき $L=20$ cm である。
加熱して $L=50$ cm となるときの気体の温度[℃]はどれか。
ただし、ピストンの摩擦は無視できるものとする。(医用機械工学)

1. 327
2. 427
3. 527
4. 627
5. 727

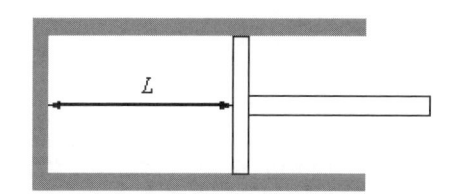

[25回-午前-問題85] 神経細胞で**誤っている**のはどれか。(生体物性材料工学)
1. 樹状突起は情報伝達の入力部分である。
2. 軸索は情報伝達の出力部分である。
3. 不応期がある。
4. 膜が露出している部分を髄鞘という。
5. ランヴィエの絞輪があることで興奮伝搬速度が向上する。

[25回-午前-問題86] 物性を表す用語と単位との組合せで**誤っている**のはどれか。(生体物性材料工学)
1. 粘性率 ——— $Pa \cdot s$
2. ずり速度 ——— s^{-1}
3. 応力 ——— $Pa \cdot m^{-2}$
4. ひずみ ——— 無次元
5. 密度 ——— $kg \cdot m^{-3}$

[25回-午前-問題87] 図は電磁波の周波数を示すが、*印付近の帯域を用いる装置はどれか。(生体物性材料工学)
1. 光学顕微鏡
2. レーザメス
3. ヘリカルCT
4. ハイパーサーミア装置
5. MRI

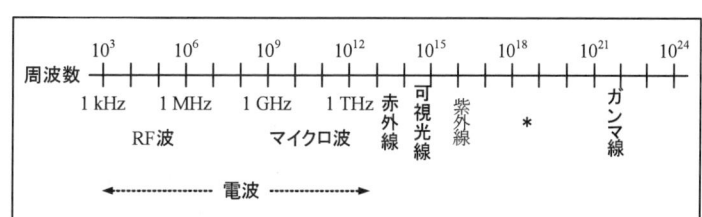

【25回-午前-問題88】誤っているのはどれか。（生体物性材料工学）
a. 紫外線は長い波長ほど皮膚深部に到達する。
b. 生体の高分子物質は紫外線をよく吸収する。
c. 可視領域では血液の光透過率はほぼ一定である。
d. ヘモグロビンは近赤外線をよく吸収する。
e. 遠赤外線の生体作用は熱的作用が主である。

1. a、b　2. a、e　3. b、c　4. c、d　5. d、e

【25回-午前-問題89】生分解性を有する高分子はどれか。（生体物性材料工学）
1. ポリ塩化ビニル
2. ポリエチレン
3. ポリプロピレン
4. ポリスルホン
5. ポリグリコール酸

【25回-午前-問題90】医用材料を埋め込んだ際、生体側と材料側との両方に起こりうる反応はどれか。（生体物性材料工学）
1. 溶血
2. 補体活性
3. アナフィラキシー
4. 炎症
5. 石灰化

第25回臨床工学技士国家試験問題　午後

[25回-午後-問題1] 公害に係る事件と原因物質との関係で**誤っている**のはどれか。（医学概論）
1. 水俣病　――――――　メチル水銀
2. 四日市公害　――――　二酸化硫黄
3. イタイイタイ病　――　カドミウム
4. 光化学スモッグ　――　ダイオキシン
5. 東京大気汚染　―――　ディーゼル排気粒子

[25回-午後-問題2] 感染型食中毒の起因菌はどれか。（医学概論）
a. サルモネラ菌
b. ボツリヌス菌
c. 黄色ブドウ球菌
d. 腸炎ビブリオ
e. カンピロバクター

1. a、b、c　　2. a、b、e　　3. a、d、e　　4. b、c、d　　5. c、d、e

[25回-午後-問題3] 臨床工学技士の秘密保持の義務について正しいのはどれか。（医学概論）
a. 秘密保持義務違反者は罰金に処せられる。
b. 業務上知り得た人の秘密の扱いは医師の指示に従う。
c. 患者から申し出があった場合に秘密保持の義務が発生する。
d. 臨床工学技士でなくなった後は秘密保持義務が免除される。
e. 業務上知り得た人の秘密を正当な理由がなく他に漏らしてはならない。

1. a、b　　2. a、e　　3. b、c　　4. c、d　　5. d、e

[25回-午後-問題4] 日本人の成人男子（20～40歳）の基礎代謝量[kcal/日]に近いのはどれか。（医学概論）
1. 1,000
2. 1,500
3. 2,000
4. 2,500
5. 3,000

[25回-午後-問題5] 薬物血中濃度モニタリングの必要性が低いのはどれか。（医学概論）
1. 薬物の有効血中濃度の範囲が狭い。
2. 薬物の体内動態における個人差が大きい。
3. 薬物血中濃度の治療域と中毒域が大きく離れている。
4. 薬効と副作用が薬物の血中濃度とよく相関する。
5. 腎障害のある患者に薬物を投与する。

【25回―午後―問題6】 細胞内小器官と機能との組合せで誤っているのはどれか。（医学概論）
1. ゴルジ体 ――――― タンパク質の輸送
2. リソソーム ――――― タンパク質の合成
3. ミトコンドリア ―― ATPの合成
4. 中心小体 ――――― 細胞分裂の補助
5. 核 ――――――― 細胞分裂

【25回―午後―問題7】 誤っているのはどれか。（医学概論）
1. 細胞外液で最も多いイオンはNa^+である。
2. 血清はフィブリノーゲンを含む。
3. ABO式血液型でA型の血清中には抗B抗体が存在する。
4. 好酸球は顆粒白血球である。
5. 血小板は血液凝固に関係する。

【25回―午後―問題8】 交感神経の興奮によって起きるのはどれか。（医学概論）
1. 瞳孔縮小
2. 気管支拡張
3. 心拍出量減少
4. 胃液分泌増加
5. 消化管運動促進

【25回―午後―問題9】 誤っているのはどれか。（医学概論）
1. 精子は精巣上体で産生される。
2. 前立腺は精子を活性化する。
3. 卵巣ホルモンは急激な減少によって月経が生じる。
4. 子宮底は妊娠によって上昇する。
5. 胎児の放射線感受性は成人よりも高い。

【25回―午後―問題10】 身長180cm、体重81kgの人のBMI（body mass index）の値はどれか。
（臨床医学総論）
1. 18
2. 22
3. 25
4. 28
5. 30

[25回-午後-問題11] ARDSの診断基準である P_{aO_2}/F_{IO_2} [mmHg]はどれか。（臨床医学総論）
1. 50以下
2. 100以下
3. 150以下
4. 200以下
5. 250以下

[25回-午後-問題12] 右左シャントを主とする先天性心疾患はどれか。（臨床医学総論）
1. 心室中隔欠損症
2. 心房中隔欠損症
3. ファロー四徴症
4. 動脈管開存症
5. 心内膜床欠損症

[25回-午後-問題13] 心筋梗塞の合併症はどれか。（臨床医学総論）
a. 僧房弁閉鎖不全症
b. 心室瘤
c. 大動脈弁閉鎖不全症
d. 心臓粘液腫
e. 心室中隔穿孔

1. a、b、c　2. a、b、e　3. a、d、e　4. b、c、d　5. c、d、e

[25回-午後-問題14] 副甲状腺機能亢進症の症状で**誤っている**のはどれか。（臨床医学総論）
1. 多飲
2. 多尿
3. テタニー
4. 胃潰瘍
5. 尿路結石

[25回-午後-問題15] 呼吸筋麻痺の原因となる疾患はどれか。（臨床医学総論）
a. 糖尿病性神経障害
b. ギラン・バレー症候群
c. 重症筋無力症
d. 筋萎縮性側索硬化症
e. アルツハイマー病

1. a、b、c　2. a、b、e　3. a、d、e　4. b、c、d　5. c、d、e

【25回-午後-問題16】 正しい組合せはどれか。（臨床医学総論）
a. 破傷風 ――――― 開口障害
b. ガス壊疽 ――――― デブリードマン
c. 結核 ――――― ツベルクリン反応
d. 大腸菌 ――――― グラム陽性球菌
e. カンジダ症 ――――― 寄生虫

1. a、b、c　2. a、b、e　3. a、d、e　4. b、c、d　5. c、d、e

【25回-午後-問題17】 尿管結石症について正しいのはどれか。（臨床医学総論）
a. 30～50歳代の男性に多い。
b. 我が国における罹患率は増加傾向にある。
c. 左尿管に多い。
d. 結石は単純エックス線写真で描出されない。
e. 無機成分としてシュウ酸カルシウムの頻度が高い。

1. a、b、c　2. a、b、e　3. a、d、e　4. b、c、d　5. c、d、e

【25回-午後-問題18】 C型肝炎について正しいのはどれか。（臨床医学総論）
a. 食物は感染経路の一つである。
b. 発症には遺伝的要因が関与する。
c. 肝硬変の原因となる。
d. 針刺し事故は原因になる。
e. ワクチンによって予防できる。

1. a、b　2. a、e　3. b、c　4. c、d　5. d、e

【25回-午後-問題19】 異常値はどれか。（臨床医学総論）
a. 赤血球数：450万/μL
b. 白血球数：7,000/μL
c. 血小板数：50,000/μL
d. ヘマトクリット値：60%
e. ヘモグロビン濃度：14g/dL

1. a、b　2. a、e　3. b、c　4. c、d　5. d、e

【25回-午後-問題20】 全身麻酔の基本となる4要素で**ない**のはどれか。（臨床医学総論）
1. 不動化
2. 鎮静
3. 鎮痛
4. 低血圧
5. 自律神経反射抑制

【25回—午後—問題21】 スワン・ガンツカテーテルによって得られる指標はどれか。（臨床医学総論）
a. 中心静脈圧
b. 肺動脈圧
c. 左室内圧
d. 大動脈弁上圧
e. 肺動脈楔入圧

1. a、b、c　2. a、b、e　3. a、d、e　4. b、c、d　5. c、d、e

【25回—午後—問題22】 感染リスクを軽減するためにとられる標準予防策の対象物で**ない**のはどれか。（臨床医学総論）
1. 汗
2. 血液
3. 体液
4. 粘膜
5. 損傷した皮膚

【25回—午後—問題23】 芽胞に有効な消毒薬はどれか。（臨床医学総論）
1. 界面活性剤
2. 消毒用アルコール
3. クロルヘキシジン
4. グルタールアルデヒド
5. 塩化ベンザルコニウム

【25回—午後—問題24】 正しい組合せはどれか。（臨床医学総論）
a. ビタミンB_1欠乏症 ―――― Wernicke脳症
b. ビタミンB_{12}欠乏症 ―――― 悪性貧血
c. ビタミンC欠乏症 ―――― 骨軟化症
d. ビタミンD欠乏症 ―――― 錐体外路症状
e. ビタミンK欠乏症 ―――― 甲状腺機能低下症

1. a、b　2. a、e　3. b、c　4. c、d　5. d、e

【25回—午後—問題25】 単位の組合せで**誤っている**のはどれか。（生体計測装置学）
1. 1 atm ―――― $10.34\,mH_2O$
2. 1 F ―――― $1\,A\cdot s\cdot V^{-1}$
3. 1 Gy ―――― $1\,J\cdot kg^{-1}$
4. 1 T ―――― $1\,Wb\cdot m^{-2}$
5. 1 H ―――― $1\,A\cdot V\cdot s^{-1}$

[25回―午後―問題26] 図の周波数特性を持つ生体計測機器はどれか。(生体計測装置学)
1. 脳波計
2. 心電計
3. 筋電計
4. 視覚誘発電位計
5. 観血式血圧計

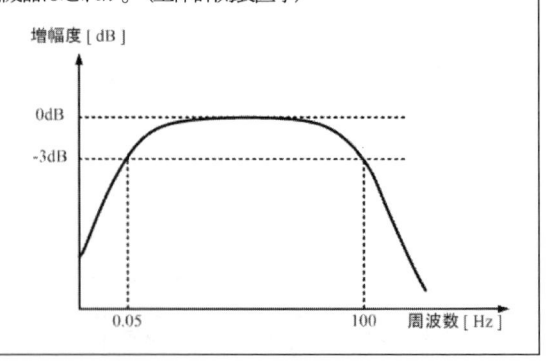

[25回―午後―問題27] 脳波記録の基線動揺を低減させるために用いるのはどれか。(生体計測装置学)
1. 高域フィルタ
2. 低域フィルタ
3. 帯域遮断フィルタ
4. インストスイッチ
5. 感度切り替えスイッチ

[25回―午後―問題28] 観血式血圧計の測定誤差を増加させる要因で**ない**のはどれか。(生体計測装置学)
1. カテーテル内での血液凝固
2. 電源投入直後の血圧測定開始
3. 血圧トランスデューサの高さの変化
4. 短くて硬い材質のカテーテルの使用
5. カテーテル内への気泡の混入

[25回―午後―問題29] アンペロメトリック法を用いる電極はどれか。(生体計測装置学)
1. 絶縁電極
2. クラーク型酸素電極
3. pH電極
4. セベリングハウス型二酸化炭素電極
5. ISFET

[25回―午後―問題30] 超音波診断装置で**誤っている**のはどれか。(生体計測装置学)
1. 超音波ビーム軸方向の2カ所を弁別する能力を距離分解能という。
2. Bモードは生体の断面をリアルタイムで観察するのに適している。
3. リニア走査方式は心臓の画像診断に適している。
4. 胎児心拍数の測定にはドプラ法が用いられる。
5. 腹部超音波診断に用いられる周波数は3〜5MHzである。

[25回-午後-問題31] PETについて**誤っている**のはどれか。（生体計測装置学）
1. PETでは加速器を用いて作った核種を生体に投与する。
2. PETはβ線を検出して画像化する。
3. FDG-PETによって糖代謝の高い組織が可視化される。
4. 陽電子は電子と同じ質量を持つ。
5. 陽電子は電子と結合して消滅する。

[25回-午後-問題32] 自動血球計数装置で**計測できない**のはどれか。（生体計測装置学）
1. 平均赤血球恒数
2. 白血球数
3. 血小板数
4. ヘマトクリット値
5. 活性化凝固時間

[25回-午後-問題33] ICD（植込み型除細動器）について正しいのはどれか。（医用治療機器学）
a. 心室細動に対して高周波通電を行う。
b. AEDの別名である。
c. 心房細動にも適用する。
d. 頻拍停止に対するペーシング機能を持つ。
e. 通電エネルギーは数十ジュールである。

1. a、b   2. a、e   3. b、c   4. c、d   5. d、e

[25回-午後-問題34] 心臓ペースメーカについて正しいのはどれか。（医用治療機器学）
a. 刺激閾値は経年的に低くなる。
b. 植込み式はリチウム電池を用いる。
c. 刺激電極は白金系の合金電極を用いる。
d. 出力パルス幅は約10msである。
e. NBG（ICHD）コードの第1文字は検出部位を表す。

1. a、b   2. a、e   3. b、c   4. c、d   5. d、e

[25回-午後-問題35] 輸液ポンプについて正しいのはどれか。（医用治療機器学）
1. 低流量の場合にはシリンジ方式がよい。
2. シリンジ方式には気泡アラームがある。
3. 滴数制御方式は薬液の表面張力の影響を受けない。
4. 気泡を除去する際はドアを開けてからクレンメを閉じる。
5. サイフォニング現象はペリスタルティック方式で発生する。

[25回-午後-問題36] 網膜光凝固装置で正しいのはどれか。（医用治療機器学）
a. 近赤外レーザ光を用いて病変部位を熱凝固させる。
b. 使用するレーザ出力は10～100Wである。
c. 1回の照射時間は0.2～1.0秒である。
d. 眼底鏡と組み合わせて使用する。
e. 網膜細動脈瘤の治療に適用できる。

1. a、b、c　　2. a、b、e　　3. a、d、e　　4. b、c、d　　5. c、d、e

[25回-午後-問題37] 超音波切開凝固装置で誤っているのはどれか。（医用治療機器学）
1. アクティブブレードは45～55kHzの周波数で振動する。
2. 70～100℃で組織中のタンパク質を凝固させる。
3. 凝固しながら切開ができる。
4. 電気メスに比べて凝固操作が短時間で可能である。
5. 内視鏡下手術に用いられる。

[25回-午後-問題38] ハイパーサーミアについて正しいのはどれか。（医用治療機器学）
a. RF容量結合型加温法では電極直下の脂肪層をボーラスで冷却する。
b. RF容量結合型加温法は深在性腫瘍の治療には適さない。
c. マイクロ波加温法は抵抗成分に発生するジュール熱を用いる。
d. 超音波加温法は超音波を患部に収束させて加温する。
e. 全身加温法は血液を体外循環させて全身を加温する。

1. a、b、c　　2. a、b、e　　3. a、d、e　　4. b、c、d　　5. c、d、e

[25回-午後-問題39] 電撃に対する人体反応について誤っているのはどれか。（医用機器安全管理学）
1. 同じ通電エネルギー量では商用交流が直流よりも電撃リスクは大きい。
2. 最小感知電流値は周波数に反比例する。
3. 商用交流におけるミクロショック心室細動誘発電流は0.1mAである。
4. 商用交流の離脱電流値は最小感知電流値の約10倍である。
5. 小児のマクロショック電流値は成人男性の1/2である。

[25回-午後-問題40] 表はCF形装着部に対する漏れ電流の既定の一部である。AからCまでに入る数値の組合せで正しいのはどれか。（医用機器安全管理学）
（単位：mA）

1. A=0.05　B=0.5　C=0.1
2. A=0.1　B=1.0　C=0.1
3. A=0.1　B=0.5　C=0.05
4. A=0.5　B=1.0　C=0.05
5. A=0.5　B=0.5　C=0.05

電流	正常状態	単一故障状態
接地漏れ電流（一般機器）	A	1
外装漏れ電流	0.1	B
患者漏れ電流Ⅰ（直流）	0.01	C

[２５回―午後―問題４１] 医療機器の電気的安全測定について正しいのはどれか。(医用機器安全管理学)
1. アナログテスタを用いた導通試験で表示される値が接地線抵抗値となる。
2. クランプメータによる消費電流の測定は電源導線を2本挟んで測定する。
3. 漏れ電流測定に用いる電圧計の精度は10％以内である。
4. 等電位接地設備の接地端子と測定点との間の電圧は10mV以下である。
5. CF形装着部の患者漏れ電流Ⅰでは各患者リードを1点に接続した状態で測定する。

[２５回―午後―問題４２] 透析装置（コンソール）の日常点検項目はどれか。(医用機器安全管理学)
a. バスキュラーアクセスの状態
b. 漏れ電流
c. 除水ポンプの精度
d. パトランプの点灯
e. バッテリの残量

1. a、b、c   2. a、b、e   3. a、d、e   4. b、c、d   5. c、d、e

[２５回―午後―問題４３] 室温が27℃で15MPaに充填された酸素ボンベの保管場所の温度が57℃へ上昇したとき、ボンベ内の圧力変化[kPa]はおよそいくらか。(医用機器安全管理学)
1. 150
2. 500
3. 1,000
4. 1,500
5. 2,000

[２５回―午後―問題４４] 医療ガス配管端末器について誤っているのはどれか。(医用機器安全管理学)
1. 亜酸化窒素の供給圧は約5MPaである。
2. フィルタが組み込まれている。
3. 誤接続防止機構としてピン方式が使われる。
4. 吸引端末が備えられている。
5. 治療用空気の識別色は黄色である。

[２５回―午後―問題４５] 電気メスを使用した手術後の患者の体に発赤がみられた。この現象が発生する可能性をあげて、論理和や論理積の考え方で最終的な原因の究明を試みた。
このような分析手法はどれか。(医用機器安全管理学)
1. FMEA
2. FTA
3. MDT
4. MTBF
5. MTTR

[25回−午後−問題46] 高度管理医療機器で**ない**のはどれか。(医用機器安全管理学)
1. 人工呼吸器
2. 人工心肺装置
3. 自動電子式血圧計
4. 輸液ポンプ
5. 除細動器

[25回−午後−問題47] 断面積 S [m²]、長さ d [m]、導電率 σ [S/m]の導体に電流密度 J [A/m²]の電流が流れているとき、導体の電圧降下[V]はどれか。(医用電気電子工学)

1. $\dfrac{Jd}{\sigma}$
2. $J\sigma d$
3. $\dfrac{Jd}{\sigma S}$
4. $\dfrac{J\sigma S}{d}$
5. $\dfrac{JSd}{\sigma}$

[25回−午後−問題48] 波長が短い順に並んでいるのはどれか。(医用電気電子工学)
1. エックス線＜極超短波＜紫外線
2. エックス線＜紫外線＜極超短波
3. 紫外線＜極超短波＜エックス線
4. 極超短波＜エックス線＜紫外線
5. 極超短波＜紫外線＜エックス線

[25回−午後−問題49] 図の回路のインピーダンスの大きさはどれか。
ただし、ωは角周波数とする。(医用電気電子工学)

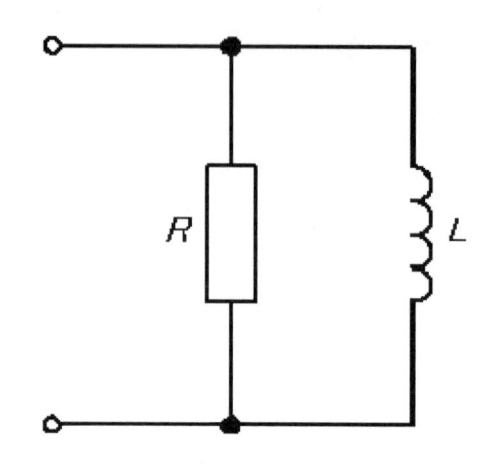

1. $\sqrt{R^2 + \omega^2 L^2}$
2. $\dfrac{\omega RL}{R + \omega L}$
3. $\dfrac{\omega RL}{\sqrt{R^2 + \omega^2 L^2}}$
4. $\dfrac{R}{\sqrt{R^2 + \omega^2 L^2}}$
5. $\dfrac{\omega L}{\sqrt{R^2 + \omega^2 L^2}}$

[25回―午後―問題50] 図の回路について正しいのはどれか。（医用電気電子工学）
 a. 低域通過特性を示す。
 b. 微分回路に用いられる。
 c. 時定数は10msである。
 d. 出力波形の位相は入力波形より進む。
 e. 遮断周波数は約50Hzである。

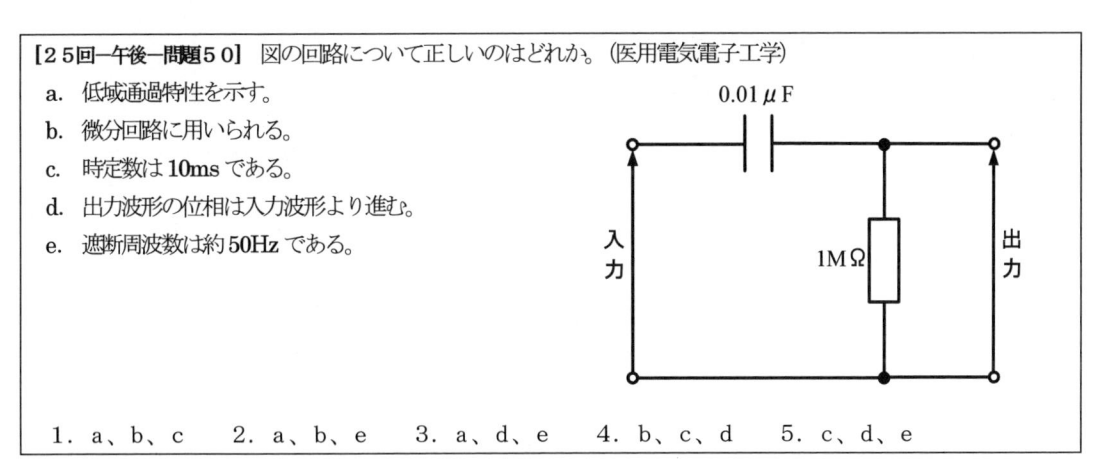

 1. a、b、c   2. a、b、e   3. a、d、e   4. b、c、d   5. c、d、e

[25回―午後―問題51] 図の直列共振回路のQ（電圧拡大率）に最も近いのはどれか。（医用電気電子工学）
 1. 0.7
 2. 1.0
 3. 1.4
 4. 2.0
 5. 2.8

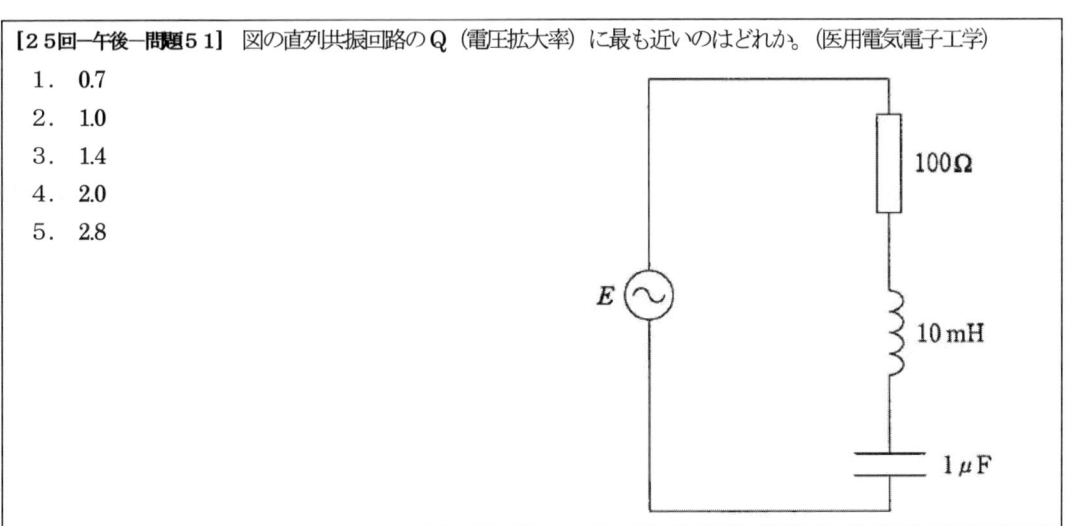

[25回―午後―問題52] 図の変圧器の一次側電流 I が2Aのとき、電圧 E[V]はどれか。
 ただし、変圧器の巻数比は2：1とする。（医用電気電子工学）
 1. 10
 2. 20
 3. 40
 4. 80
 5. 160

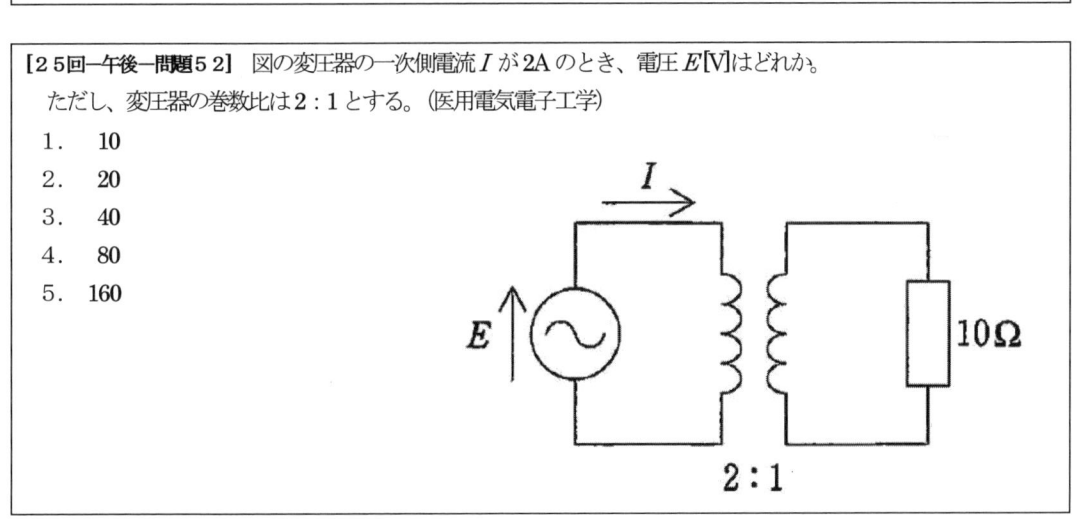

[25回―午後―問題53] 図の回路の出力電圧 V[V]はどれか。
ただし、ダイオードは理想ダイオードとする。(医用電気電子工学)
1. 1
2. 2
3. 3
4. 5
5. 6

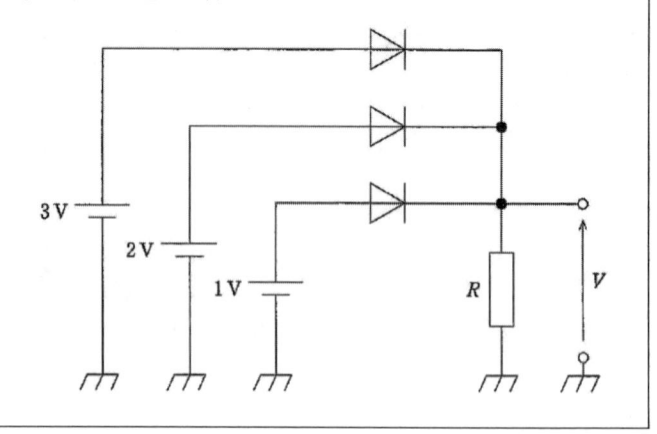

[25回―午後―問題54] 信号源の電圧 V_b を図の増幅回路（増幅度K）で計測するとき、出力 $V_o ≒ KV_b$ となる条件はどれか。
ただし、増幅回路の入力インピーダンスを Z_{in}、信号源の内部インピーダンスを Z_b、リード線のインピーダンスを Z_e とする。(医用電気電子工学)
1. $Z_{in} = Z_b$
2. $Z_{in} \gg (Z_b + Z_e)$
3. $Z_{in} \ll (Z_b + Z_e)$
4. $Z_{in} = Z_e$
5. $Z_{in} = 0$

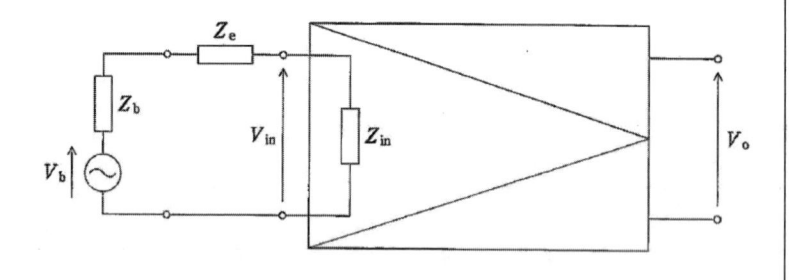

[25回―午後―問題55] 図の回路の電圧増幅度を20dBとするとき、抵抗Rに流れる電流 I[mA]はどれか。
ただし、Aは理想演算増幅器とする。(医用電気電子工学)
1. 0.01
2. 0.1
3. 1
4. 10
5. 100

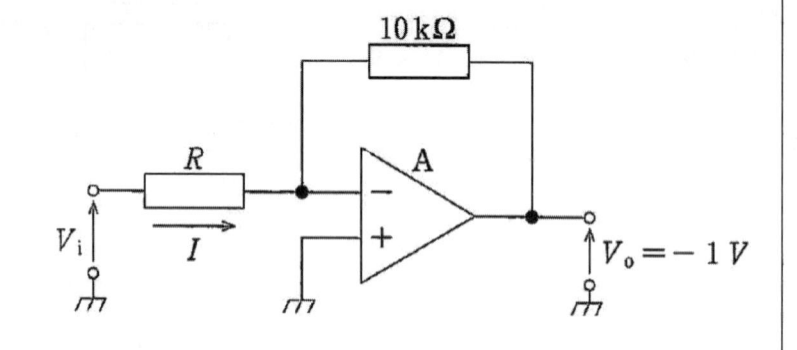

[25回—午後—問題56] 1Vの同相雑音が混入する環境下において、CMRRが80dBである差動増幅器に振幅1mVの信号を入力した。

同相雑音の出力電圧が10mVであるとき、信号の出力電圧の振幅[mV]はどれか。(医用電気電子工学)

1. 0.1
2. 1
3. 10
4. 100
5. 1,000

[25回—午後—問題57] 図の回路は被変調波が入力されると信号波を出力する復調回路として働く。

この回路を利用する変調方式はどれか。

ただし、ダイオードは理想ダイオードとする。(医用電気電子工学)

1. 振幅変調(AM)
2. 周波数変調(FM)
3. 位相変調(PM)
4. パルス符号変調(PCM)
5. パルス位置変調(PPM)

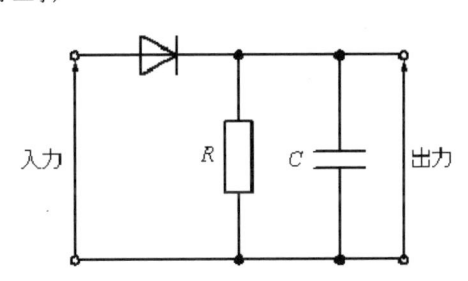

[25回—午後—問題58] IPアドレスはどれか。(医用電気電子工学)

1. www.bar.zot.or.jp
2. 192.168.1.1
3. foo@bar.zot.or.jp
4. 00-B1-40-55-30-72
5. C:¥WINDOWS

[25回—午後—問題59] 動画ファイルを保存するためのファイル形式はどれか。(医用電気電子工学)

1. JPEG
2. TIFF
3. MPEG
4. BMP
5. MIDI

[25回―午後―問題60] AD変換について正しいのはどれか。(医用電気電子工学)
 a. 量子化ビット数が大きいほど量子化誤差は小さくなる。
 b. 量子化ビット数が大きいほど速い信号の変化を捉えることができる。
 c. サンプリング間隔が短いほど量子化誤差は大きくなる。
 d. サンプリング周波数が高くなるほど変換結果のデータ量は大きくなる。
 e. サンプリング周波数の0.5倍を超える周波数の信号は折り返し歪が発生する。

 1. a、b、c   2. a、b、e   3. a、d、e   4. b、c、d   5. c、d、e

[25回―午後―問題61] 白色雑音を含む周期信号を100回同期加算平均した。
 SN比は何倍になるか。(医用電気電子工学)

 1. $\dfrac{1}{100}$
 2. $\dfrac{1}{10}$
 3. 1
 4. 10
 5. 100

[25回―午後―問題62] 時系列信号処理において図のサンプル点のデータ f_k を

$\tilde{f} = \dfrac{1}{5}\sum_{i=-2}^{2} f_{k+i}$ に置き換える処理はどれか。(医用電気電子工学)

 1. 信号正規化
 2. 振幅圧縮
 3. フーリエ変換
 4. 周波数変換
 5. 移動平均

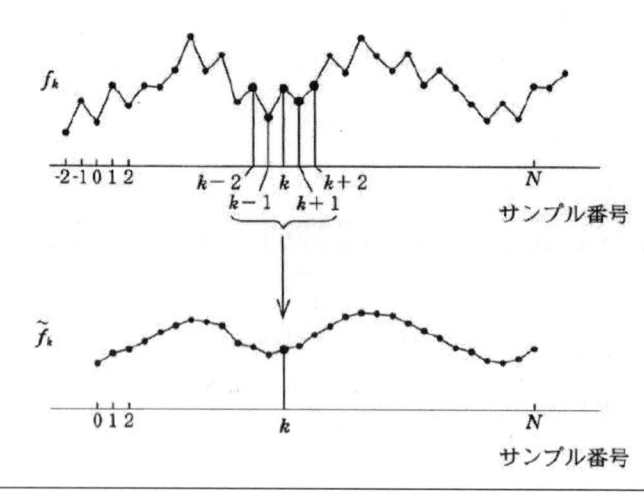

[25回―午後―問題63] ブロック線図に示すシステムの時定数[秒]はどれか。
ただし、sはラプラスの変数とする。（医用電気電子工学）
1. 2
2. 3
3. 6
4. 12
5. 24

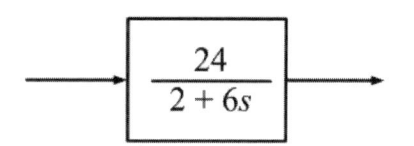

$$\frac{24}{2+6s}$$

[25回―午後―問題64] ネブライザについて正しいのはどれか。（生体機能代行装置学）
a. リザーバの水はセラチア菌などに汚染されやすい。
b. 径5～10μmの粒子は下気道に到達しない。
c. 超音波型の粒子径はジェットネブライザよりも大きい。
d. メインストリーム型ジェットネブライザは薬剤投与目的で使用する。
e. 超音波型は過剰加湿になりやすい。

1. a、b   2. a、e   3. b、c   4. c、d   5. d、e

[25回―午後―問題65] 酸素療法の合併症で正しいのはどれか。（生体機能代行装置学）
1. 副鼻腔炎
2. 気道乾燥
3. イレウス
4. 過換気症候群
5. 空気塞栓症

[25回―午後―問題66] PCV（pressure control ventilation）で正しいのはどれか。（生体機能代行装置学）
1. 吸気時間は肺コンプライアンスに左右される。
2. 吸気フローは気道抵抗に左右されない。
3. 呼気時間は気道抵抗に左右される。
4. 1回換気量を規定できない。
5. 小児に適さない。

[25回―午後―問題67] 呼吸回路の加温加湿で正しいのはどれか。（生体機能代行装置学）
1. ホースヒーターは呼気回路に組み入れる。
2. 回路内に結露を生じていれば相対湿度はほぼ100％である。
3. 加温加湿器の貯水槽には水道水を用いる。
4. 人工鼻は加温加湿器との組合せが効果的である。
5. 人工鼻は分時換気量の増加によって加湿効率が増加する。

[25回-午後-問題68] 高気圧酸素治療環境で正しいのはどれか。（生体機能代行装置学）
a. 燃焼率が増加する。
b. 燃焼速度が増加する。
c. 発火温度が上昇する。
d. 不燃物は発火しない。
e. 酸素の支燃性が高くなる。

1. a、b、c　2. a、b、e　3. a、d、e　4. b、c、d　5. c、d、e

[25回-午後-問題69] 1回換気量500mL、死腔量150mL、呼吸回数10回/分であるときの肺胞換気量 [mL/分] はどれか。（生体機能代行装置学）
1. 1,500
2. 2,500
3. 3,500
4. 5,000
5. 6,500

[25回-午後-問題70] 人工心肺装置に用いる遠心ポンプで正しいのはどれか。（生体機能代行装置学）
a. 吸引回路用のポンプに適する。
b. チューブ圧閉度の調節が必要である。
c. 低回転時には逆流が生じることがある。
d. 血液損傷はローラポンプよりも軽度である。
e. 回転数が同じでも流量は後負荷によって変化する。

1. a、b、c　2. a、b、e　3. a、d、e　4. b、c、d　5. c、d、e

[25回-午後-問題71] 人工心肺時の血液希釈で正しいのはどれか。（生体機能代行装置学）
a. 溶血量が軽減する。
b. 酸素運搬能が増加する。
c. 血液粘稠度が増加する。
d. 膠質浸透圧が増加する。
e. 組織血流を良好にする。

1. a、b　2. a、e　3. b、c　4. c、d　5. d、e

[25回-午後-問題72] 完全体外循環中の灌流条件で適切で**ない**のはどれか。（生体機能代行装置学）
1. ヘモグロビン値：5g/dL
2. 平均大動脈圧：70mmHg
3. 中心静脈圧：3cmH$_2$O
4. 混合静脈血酸素飽和度：80％
5. 全血活性化凝固時間：450秒

[25回-午後-問題73] 補助循環について正しいのはどれか。（生体機能代行装置学）
a. IABPではバルーンに圧縮空気を出入りさせて拡張・収縮を行う。
b. IABPでは正常心機能の50～60%の補助効果が得られる。
c. PCPSはPTCAの補助手段として用いられる。
d. 補助人工心臓では連続流型は拍動流型よりも小型のものが多い。
e. 補助人工心臓では左室脱血よりも左房脱血のほうが高流量を得やすい。

1. a、b　2. a、e　3. b、c　4. c、d　5. d、e

[25回-午後-問題74] 人工心肺中のトラブルとその対応との組合せで正しいのはどれか。（生体機能代行装置学）
a. 脱血カニューレの脱落 ──────── 送血ポンプの停止
b. 膜型人工肺におけるwet lung ──── 人工肺の交換
c. 人工肺内の血栓形成 ──────── ヘパリンの追加投与
d. 熱交換器の水漏れ ────────── 冷温水槽の交換
e. 大動脈内への気泡の誤送 ─────── 送血ポンプの逆回転

1. a、b　2. a、e　3. b、c　4. c、d　5. d、e

[25回-午後-問題75] 血液浄化療法で**ない**のはどれか。（生体機能代行装置学）
1. 血漿吸着法
2. 電気分解法
3. 血液濾過法
4. 腹膜透析法
5. リンパ球除去療法

[25回-午後-問題76] 次の条件で血液透析が行われた。（生体機能代行装置学）
透析器入口血液尿素窒素濃度 100mg/dL
透析器出口血液尿素窒素濃度 10mg/dL
透析器入口血液流量 250mL/min
限外濾過流量 10mL/min
この透析器の尿素クリアランス[mL/min]はどれか。
1. 186
2. 206
3. 226
4. 246
5. 266

[25回-午後-問題77] 市販のCAPD透析液に含まれているが、血液透析液には含まれていないのはどれか。(生体機能代行装置学)
1. アセテート
2. マグネシウム
3. ラクテート
4. リン
5. カリウム

[25回-午後-問題78] 透析装置(コンソール)の監視項目に含まれないのはどれか。(生体機能代行装置学)
1. 気泡
2. 除水量
3. 回路内圧
4. 溶解酸素量
5. 透析液温度

[25回-午後-問題79] 血液浄化療法中に体内に空気が流入した際の対処法で誤っているのはどれか。(生体機能代行装置学)
1. 酸素吸入を行う。
2. 血管拡張薬を注射する。
3. 血液ポンプを停止する。
4. 高気圧酸素療法を検討する。
5. 左側臥位にして頭を低くする。

[25回-午後-問題80] 質量 m の物体が半径 r、周速度 v で等速円運動しているときの向心力はどれか。(医用機械工学)
1. mrv
2. mrv^2
3. mr^2v^2
4. $m\dfrac{v}{r}$
5. $m\dfrac{v^2}{r}$

[25回―午後―問題81] 誤っているのはどれか。（医用機械工学）
1. 物体に力を加えたときに生じるモーメントには曲げとねじりがある。
2. 力を取り除くとひずみがゼロに戻る変形を塑性変形という。
3. 降伏応力が高いほど材料としての強度は高い。
4. ポアソン比は縦ひずみと横ひずみの関係を表す。
5. 力を加えた方向と平行な面に発生する応力をせん断応力という。

[25回―午後―問題82] 100mmHgをSI単位で表す場合、最も近いのはどれか。（医用機械工学）
1. 7.52 Pa
2. 13.3 Pa
3. 7.52 kPa
4. 13.3 kPa
5. 7.52 MPa

[25回―午後―問題83] 波動について正しいのはどれか。（医用機械工学）
a. 二つの波動が重なると波動の散乱が起こる。
b. 縦波と横波の伝搬速度は同じである。
c. 波動の伝搬速度をv、振動数をf、波長をλとすると、$v=\lambda f$である。
d. 波動の干渉によって周期的な腹と節を有する定常波が生じる。
e. 弾性体の棒の中を伝わる縦波の伝搬速度はヤング率の平方根に反比例する。

1. a、b 2. a、e 3. b、c 4. c、d 5. d、e

[25回―午後―問題84] 熱の移動について正しいのはどれか。（医用機械工学）
a. 熱は真空中を放射によって伝わる。
b. 空気は水よりも熱伝導率が大きい。
c. 液体中では対流による熱の移動はない。
d. 血流は体内で熱を移動させる。
e. 脂肪組織は筋組織よりも断熱効果が大きい。

1. a、b、c 2. a、b、e 3. a、d、e 4. b、c、d 5. c、d、e

[25回―午後―問題85] 筋の特性音響インピーダンスを$2\times10^6 kg\cdot m^{-2}\cdot s^{-1}$、骨の特性音響インピーダンスを$8\times10^6 kg\cdot m^{-2}\cdot s^{-1}$としたとき、筋から骨へ伝わる超音波の反射係数はどれか。（生体物性材料工学）
1. 0.2
2. 0.6
3. 0.9
4. 2.0
5. 4.0

[25回-午後-問題86] 放射線感受性の最も高い組織はどれか。（生体物性材料工学）
1. 神 経
2. 脂 肪
3. 筋
4. 血 管
5. 骨 髄

[25回-午後-問題87] 生体内の物質輸送で誤っているのはどれか。（生体物性材料工学）
1. 酸素は肺胞と血液間を拡散現象によって移動する。
2. 二酸化炭素は肺胞と血液間を拡散現象によって移動する。
3. 細胞内のNa^+は能動輸送によって細胞外に移動する。
4. 血漿タンパクは浸透圧によって毛細血管壁を移動する。
5. グルコースは腎糸球体で濾過される。

[25回-午後-問題88] 医療機器の安全性試験で正しいのはどれか。（生体物性材料工学）
a. 性能試験
b. 物性試験
c. 無菌試験
d. 生物学的試験
e. 機能試験

1. a、b、c   2. a、b、e   3. a、d、e   4. b、c、d   5. c、d、e

[25回-午後-問題89] 医用材料に対する生体側の急性局所反応はどれか。（生体物性材料工学）
1. 吸 着
2. 肉 芽
3. 発 癌
4. 炎 症
5. 溶 出

[25回-午後-問題90] アクリル系材料の医療における用途で正しいのはどれか。（生体物性材料工学）
a. コンタクトレンズ
b. 透析膜
c. 歯科充填剤
d. 膜型人工肺
e. バルーンカテーテル

1. a、b、c   2. a、b、e   3. a、d、e   4. b、c、d   5. c、d、e

第25回臨床工学技士国家試験 解答

午前

問題番号	解答	問題番号	解答
1	3	46	4
2	3	47	5
3	4	48	4
4	1	49	4
5	1	50	4
6	4	51	2
7	4	52	3
8	4	53	1
9	4	54	2
10	1	55	2
11	1	56	1
12	3	57	2
13	3	58	2
14	1	59	1
15	1	60	1
16	4	61	5
17	3	62	1
18	1	63	2
19	5	64	5
20	1	65	1
21	5	66	1
22	5	67	5
23	1	68	5
24	1	69	1
25	2	70	2
26	5	71	2
27	2	72	2
28	2	73	3
29	3	74	5
30	2	75	1
31	3	76	4
32	3	77	1
33	2	78	2
34	5	79	5
35	2	80	3
36	3	81	4
37	5	82	4
38	2	83	2
39	4	84	5
40	1	85	4
41	5	86	3
42	5	87	3
43	3	88	4
44	3	89	5
45	4	90	5

午後

問題番号	解答	問題番号	解答
1	4	46	3
2	3	47	1
3	2	48	2
4	2	49	3
5	3	50	4
6	2	51	2
7	2	52	4
8	2	53	3
9	1	54	2
10	3	55	2
11	4	56	4
12	3	57	1
13	2	58	2
14	3	59	3
15	4	60	3
16	1	61	4
17	2	62	5
18	4	63	2
19	4	64	2
20	4	65	2
21	2	66	4
22	1	67	2
23	4	68	2
24	1	69	3
25	5	70	5
26	2	71	2
27	1	72	1
28	4	73	4
29	2	74	1
30	3	75	2
31	2	76	3
32	5	77	3
33	5	78	4
34	3	79	2
35	1	80	5
36	5	81	2
37	4	82	4
38	3	83	4
39	2	84	3
40	5	85	2
41	4	86	5
42	3	87	4
43	4	88	4
44	1	89	4
45	2	90	1

(2012.3.22 厚生労働省公表)

JCOPY	((社)出版者著作権管理機構 委託出版物)

本書の無断複写は著作権法上での例外を除き禁じられています。
複写される場合は,そのつど事前に,下記の許諾を得てください。
(社)出版者著作権管理機構
TEL. 03-5244-5088　FAX. 03-5244-5089　e-mail：info@jcopy.or.jp

第25回臨床工学技士国家試験問題解説集

定価（本体価格1,000円＋税）

2012年12月25日	第1版第1刷発行
2013年 3月 1日	第1版第2刷発行
2013年 5月10日	第1版第3刷発行
2014年 3月 5日	第1版第4刷発行
2015年 3月20日	第1版第5刷発行
2016年11月10日	第1版第6刷発行
2018年 4月16日	第1版第7刷発行
2022年 4月 5日	第1版第8刷発行

編　集／一般社団法人　日本臨床工学技士教育施設協議会
発行者／佐藤　枢
発行所／株式会社　へるす出版
　　　　〒164-0001　東京都中野区中野2-2-3
　　　　電話　03-3384-8035〈販売〉　03-3384-8155〈編集〉
　　　　振替　00180-7-175971
　　　　https://www.herusu-shuppan.co.jp
印刷所／三松堂印刷株式会社

Ⓒ2012 Printed in Japan　　　　　　　　　　　　　　〈検印省略〉
乱丁,落丁の際はお取り替えいたします。
ISBN978-4-89269-790-6